NEW 実践！

看護診断を導く

情報収集・アセスメント

【 第 7 版 】

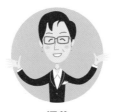

編著
古橋洋子
元・青森中央学院大学　教授

Gakken

■編著
　古橋　洋子（元・青森中央学院大学看護学部教授）

■執筆者（執筆順）
　今野　葉月（埼玉医科大学短期大学教授）
　里光やよい（自治医科大学看護師特定行為研修センター教授）

● ● ● は じ め に ● ● ●

　「NANDA-I 看護診断定義と分類 2021-2023 原書第 12 版」へ改訂されたことに基づいて解説しています．「原書第 12 版」最初のページに次のようなメッセージが掲載されていました．

> NANDA インターナショナル理事会から，新型コロナウイルス感染症の世界的大流行の最前線で働く看護師に本書を捧げます．
> 皆さんの勇気と献身に敬意を表し．特に患者さんやその家族のケアにあたり命を落とした看護師に哀悼の意を表して．

　この度の改訂版は，新型コロナウイルス感染症 (COVID-19) がパンデミック (世界的大流行) 中，各国の委員の方々が一同に会した会議は一度もできず，インターネットを介しての会議で検討し完成させた本になったと伺っております．2020 年 1 月にパンデミックを起こしてから 2 年が経過し，3 年目に入りました．現在もなおオミクロン株 (変異株 B.1.1.529 系統とも呼ばれています) から変異した形で全世界を闇の中に落とし入れようとしているように見えます．

　世界中がパンデミックで，経済が滞り，食料・経済危機が起き 2 年過ぎたころにロシアのウクライナ侵攻により，深刻なエネルギー危機や食糧問題が世界中で起き大変な状況に見舞われております．我が国にもウクライナの方が避難され，生活環境の違いに困惑している状況のなか，健康面や生活支援の援助が優先課題で進んでいます．

　このような，緊急事態時は医師・看護師は先頭に立って患者ケアを行うことが求められています．それが我々医療職の宿命でもあり，常日頃から医療に関する情報・判断ができ，実践できるようにありたいものです．

　今回の本著の改訂版で説明を付け加えた点として，各看護診断には「定義・診断指標・関連因子」で構成されておりますが，看護診断によっては「ハイリスク群」「関連する状態」という「項目」が，追加され増加しています．そのため，「ハイリスク群」「関連する状態」について説明することにしました．
これらは，「NANDA-I 看護診断定義と分類 原書第 11 版 2018-2020」で初めて導入されました．しかし，本著「第 6 版」での解説の挿入に間に合いませんでした．そのため今回「改訂第 7 版」で説明をいたします．

看護診断の手がかり（診断指標・関連因子・危険因子）を調べようとしても，関連因子を見つけようとしても，看護師独自の介入ではどうすることもできないことが多かったかと思います．そのデータや情報が患者の看護診断を決定する際に役立つこともありました．そのため，看護診断候補を検討する際に参照することができるように，「ハイリスク群」や「関連する状態」として考えることにしました．

　「ハイリスク群」や「関連する状態」は，診断推論に役立つ情報ではあるものの，診断の中核になる要素ではないため，NANDA インターナショナル理事会は，これらの要素だけに焦点を当てるようなことはしないように注意喚起をしています．要するに，参考の視点として考える時は良いのですがあくまでも参考程度に留めて欲しいということです．また，看護診断のすべてに「ハイリスク群」「関連する状態」が使われているわけではありません．

「ハイリスク群」とは：社会人口統計学的特性，健康 / 家族歴，成長 / 発達段階，特定の人間の反応に及ぼしやすいイベント / 経験，を共有する人々とのグループ．このような特性は独自の看護介入では修正・変更できない．

「関連する状態」とは：医学診断，診断法 / 外科的処置，医療機器 / 外科装置，あるいは医薬品など．このような状態は，独自の看護介入では修正・変更できない．

　2023 年版の改訂原稿確認作業中に，これまで経験したことがない状況が世界中を駆け巡り，さまざま考えさせられる思いで「はじめに」を書きました．

2022 年 7 月

古橋　洋子

Contents

第2章 看護診断を導く「データベース」のアセスメントのためのヒント

第3章　間違えやすい看護診断名の鑑別診断

付録　NANDA-I看護診断の領域に沿った看護記録用紙の実際例

第 **1** 章

データベース,
看護理論,
そして看護診断へ

　本章では, NANDA-I看護診断によるアセスメントを行う
ための基本となるデータベースを「患者情報収集用紙(デー
タベース)とは」「看護理論を考えたデータベース作成のポ
イント」「電子カルテの発展」「データベースと看護診断との
関係」の4つから説明しています.

① 患者情報収集用紙（データベース）とは

▶ 活用される「データベース」にする

　「患者情報収集用紙」とは，皆さんが常日頃使っている「入院時看護データベース」や「1号用紙」（患者プロフィール）のことで，患者さんや家族からの情報を収集するときに使われます．よび方は病院によってさまざまですが，ここではあえてコンピュータ用語である「データベース」という名称を用いたいと思います．それは施設で電子カルテを導入した場合，最初に入力するデータ，つまり患者さんの基本情報を記載する用紙であるからです．

「データベース」はなんのため？

　皆さんは「患者情報収集用紙」（データベース）が，なんのためにあるのか考えたことがありますか．患者さんが入院してきたら，意味もわからず，ただルーチンで情報をとっていたという人もいるかもしれません．用紙にある項目（領域）に沿って患者さんにインタビューと観察を行い，項目ごとに患者さんの情報（データ）を"書いていただけ"（入力していただけ）という人も多いのではないでしょうか．情報は書いたが，その情報を使ったことがないという人もいるかもしれません．

　ある病院で「データベース」をどう利用しているかについて調査したところ，「使うとすれば，家族の誰が洗濯物を取りにくるのか知ろうと思ったとき」「この患者さんは，どうして入院してきたのか知りたいと思って"入院までの経過"を読んでいます」などの回答がありました．ふだんの患者さんの生活やADL（日常生活動作）の情報をとっているのに，あまり利用されていませんでした．「データベース」は患者さんが入院したら必ずとるように言われているため"患者さんに質問しているだけ"とか，ある項目は"＋""－"を書くだけだから，後であまり参考にならないという話もありました．

　忙しいなかで，なんのために書いているのか疑問に思っていても，病院の取り決めだからという，なかば強迫観念にかられた気持ちで患者さんにインタビューしているのが現状のようです．これでは，なんのための「データベース」でしょう．せ

っかく情報をとったのに活用されていないのでは意味がありません.

「データベース」は活用されるものである必要があります. 「データベース」は意図的に情報収集されるべきもので, ただ漠然と情報を得るのはやめましょう. 初めてお会いする患者さんが, どんな患者さんなのか, 看護が援助するべき問題点はなにか, 患者さんが看護師に求めていることはなにか, を明確にするために「データベース」はあるべきです (「データベース」の例は, 本書の付録として巻末にある「入院時看護データベース」の用紙 [p.170-176] を参照してください). 看護師は, 患者さんがもっている情報の必要な箇所に焦点をしぼり, 患者さんの問題点を明らかにするために情報をとっているのです.

■「データベース」の項目の立て方は?

焦点をしぼった内容 (領域) を検討でき, 看護師のアセスメントに生かすことができるのが「データベース」です. 要するに, どの点を重点的に援助する必要があるか, アセスメントできるための項目が「データベース」にあることが大切です. 具体的に, どのように作成される必要があるかは, 次項「看護理論を考えたデータベース作成のポイント」を参考にしてください.

看護の「データベース」は, 系統的に情報を収集できるように考案することが重要です. 患者さんの年齢, 性別など, 看護の基本となる情報収集のためのスクリーニングに役立つ書式である必要があります.

NANDA-Ⅰ看護診断の分類法Ⅱにおける 13 の領域 (ドメイン) と同じにして, そのなかの項目を患者さんの年齢などを考慮し, どの領域を中心に情報を得るか考える必要があります. 情報収集のために質問する項目や身体診査する項目は, 現在開発されている看護診断に導かれるようにつくる必要があります. 本書の付録として巻末にある「入院時看護データベース」の用紙 (p.170-176) は, 上記のような内容をおおむね網羅し作成されています.

ここで少し, 情報収集の方法について述べておきます. 個々の看護師は, 情報をとる場合に, 自分の意図的な情報のとり方のパターンをつくっておくとよいと思います (たとえば患者に熱の上昇があれば, その要因は何か, 関連するデータをとります). 経験を積んでいくと自然と身につくものですが, 最初から意図的に自分の

方法をつくり出すことも一つの方法だと思います．その方法をつくっておくと，必要な情報を常に忘れずに収集することができます．

　現在は，患者さんのプライバシーを守ることが重視されています．インフォームド・コンセントの精神を忘れないこと，そして患者さんに許可をいただき本当に必要とする情報を，患者さんに負担をかけないように，要領よく短時間で得られるようにしたいものです．

② 看護理論を考えたデータベース作成のポイント

▶ 統一されたカルテに，統一されたデータベースを

■看護理論はなんのため？

「看護理論を使っていますか？」と問われて「学校で勉強したけれど……」と，今はあまり意識して使っていないという人も多いのではないでしょうか．その理由は，きっと「毎日のケアに追われているから，とても理論なんて」という人から，「理論を臨床でどう使うか指導を受けていないから，わからない」「ナイチンゲールの看護理論って，どんなものだった？」などという人まで，いろいろだと思います．そして今，自分は何をどのように考えて看護を実践しているのだろうと自問し，答えに困ってしまう人もいるかもしれません．

看護理論は，なんのためにあるのでしょうか．それは，患者さんを観察するときやアセスメントするときの視点となるものを与えてくれるものです．

■さまざまな看護理論

多くの看護理論がありますが，学校教育のなかでは，教える教師により使う理論が違っています．それは，看護学の科目の領域により使いやすい理論があるからです．

●オレムの「セルフケア理論」

たとえば母性看護学や老年看護学ではオレム(Dorothea E. Orem)の「セルフケア理論」を使っていることが多いと思います．オレムの「セルフケア理論」では，人間の発達過程やライフサイクルのさまざまな時期に起こる状況・出来事にあたって学習される目標志向行動が述べられています．幼児や小児といった成長過程にある人，社会生活を送っている人，妊娠や早産といった状況にある人，身体の構造と機能が正常から逸脱している人，その治療を受けている人など，それらの状況が影響しているときに関連するセルフケアが存在すると述べられています(表1)．

表1　オレムのセルフケア理論の視点

普遍的セルフケア要件	①十分な空気摂取 ②十分な水分摂取 ③十分な食物摂取 ④排泄過程と排泄に関するケア ⑤活動と休息のバランス ⑥孤独と社会的相互作用のバランス ⑦生命，機能，安寧に対する危険の予防 ⑧人間の機能と発達の促進
発達的セルフケア要件	①身体の構造や機能，人間的な発達・成熟が達成されているか？ ②上記の発達を阻害する要因は何か？
健康逸脱に対するセルフケア要件	①その病態はなぜもたらされたか？ 　周辺状況はどうか？ ②その病気は，どんな影響をもたらすか？ 　どうしたらその影響を防げるか？ ③病気の治療は，効果的に実施されているか？ ④治療に伴う有害反応や不快な症状はあるか？ ⑤自分や，今ある健康状態を受け入れているか？ 　失われた機能や能力を受け入れているか？ ⑥病気による生活上の制限を受け入れ，病気とつきあっていこうとしているか？

●ロイの「適応理論」

　論理的な思考や分析がしやすいためロイ（Sister Callista Roy）の「適応理論」を使っているところもあると思います．ロイの「適応理論」では，人は生理的機能，自己概念，役割機能，相互依存の４つの適応様式をもっていると考えられています（表2）．そして，人は適応行動としての対処機制が異常に阻害されたり弱体化したときに，看護師の援助を必要とすると説明しています．

　看護過程では，第１段階として行動のアセスメントをし，第２段階では影響因子のアセスメントをします．第３段階が看護診断で，看護師により収集されアセスメントされたデータを解釈します．第４段階では目標を設定します．第５段階では看護介入，つまり看護師によるアプローチの方法を決定します．第６段階は最終段階

表2　ロイの適応理論の視点

生理的機能	生理的活動をとおして表れる変化・反応
自己概念	自分で自分のことをどう感じているか, どう見ているか, どう思っているかにかかわる変化・反応
役割機能	他者との関係のあり方・役割（親役割, 子役割, 教育者役割, 学習者役割など）に表れる変化・反応
相互依存	人と人との親密な関係, 他者を愛し, 尊敬し, その価値を認めると同時に, 他者からの愛や尊敬, 価値観を受け入れる, といったことにかかわる変化・反応

で, 看護介入の有効性の評価をします. つまり, 看護介入の後に, ケアを受けた人が適応行動をとったかどうか, ということを検討します.

●マズローの「欲求の階層」

また, 問題の優先順位を考えるときには心理学者のマズロー（Abraham H. Maslow）の「欲求の階層」（図1）を使っているところも多いと思います. マズローの「欲求の階層」は患者さんの問題の優先順位を決定するときに, 多くの病院や教育の現場で用いられています. マズローは基本的欲求の満足を示す前提条件として, 話す自由, ほかに害を及ぼさないかぎりやりたいことができる自由, 探求の自由, 自分自身を守る自由, また, 判断, 正直, 公正, 秩序を守る自由をあげています. これらの前提条件が脅かされると, 基本的欲求それ自体が脅かされたときと同じような反応が引き起こされるとしています.

マズローが「欲求の階層」について忠告していることがあります. 安全欲求は下位にある食への欲求が完全に満たされるまでは現れない, あるいは愛情欲求が十分に満足されるまでは上位の自尊心の欲求が出現しないと仮定してはいけない, というものです. 私たちは, ほとんどの基本的欲求を満足させてはいますが, 依然として満たされない基本的欲求を部分的に残しています. つまり, その個人に最も影響するのは, 満たされていない欲求だというのです. しかし, ひとたびその欲求が満たされると, その欲求に対する動機づけはもたなくなります.

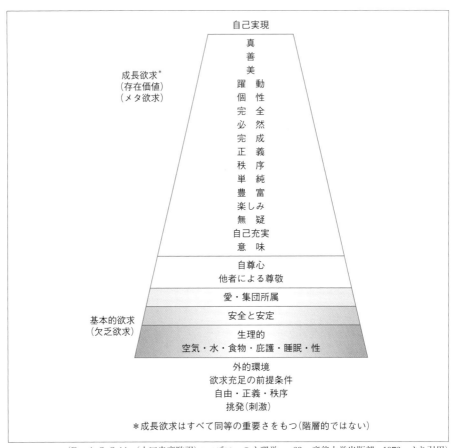

成長欲求*
(存在価値)
(メタ欲求)

自己実現

真
善
美
躍　動
個　性
完　全
必　然
完　成
正　義
秩　序
単　純
豊　富
楽しみ
無　疑
自己充実
意　味

自尊心
他者による尊敬

愛・集団所属

安全と安定

生理的
空気・水・食物・庇護・睡眠・性

基本的欲求
(欠乏欲求)

外的環境
欲求充足の前提条件
自由・正義・秩序
挑発(刺激)

＊成長欲求はすべて同等の重要さをもつ(階層的ではない)

(Frank G. Goble (小口忠彦監訳):マズローの心理学. p.83, 産能大学出版部, 1972. より引用)

図1　マズローの欲求の階層

　このように基本的欲求の階層を知ることで，患者さんの求めている優先順位に焦点を当てた援助を考えることができます．

どの看護理論を採用するか

　ここまで述べたように，学校や病院での教育においては，どの看護理論を使うのかを検討する必要があると思います．学校の場合は各領域の教師が選んだ看護理論でよいと思いますが，病院で考えるときには，なんでもよいというわけにはいきません．それは，病院のカルテ(診療録)の形式が統一されているためです．「私はこ

の看護理論に基づいたデータベースを使いたいから」と勝手に使うわけにはいきません．カルテが統一されていれば，データベースも統一する必要があります．電子カルテを導入する場合にはシステムを組むわけですから，絶対というくらい，この統一が必要になります．そこで，なんの看護理論を導入するかを決める必要が出てきます．

　では，病院ではどのように考えて，どの看護理論をデータベースに採用したらよいのでしょうか．この場合は，病院全体の看護師にアンケートをとり，なんの看護理論を多く使っているのか，なんの看護理論を学校で学んできたかを調査し，その結果を検討して看護理論を選択する必要があります．

　学校でヘンダーソン（Virginia A. Henderson）の看護理論を学んだ人は多いと思います（表3）．国際看護師協会（ICN）のアンケート結果からも，世界で多数の看護師が使っていることがわかっています．ヘンダーソンの看護理論は約30か国で翻訳されており，私たち看護師が一番なじんでいる看護理論かもしれません．そこで，ここでは病院のデータベースにヘンダーソンの看護理論を組み入れる場合の参

表3　ヘンダーソンの基本的看護の構成要素

①患者の呼吸を助ける
②患者の飲食を助ける
③患者の排泄を助ける
④歩行時および座位，臥位に際して，患者が望ましい姿勢を保持するように援助する．また患者が一つの体位からほかの体位へと身体を動かすのを助ける
⑤患者の休息と睡眠を助ける
⑥患者が衣服を選択し，脱いだり，着たりするのを援助する
⑦患者が体温を正常な範囲に保つように援助する
⑧患者が身体を清潔に保ち，身だしなみよく，また皮膚を保護するように援助する
⑨患者が環境の危険を避けるように援助する．また，感染や暴行などの患者に由来する危険の可能性から他人を守る
⑩患者が他人に意思伝達ができ，自分の欲求や気持ちを表現できるように援助する
⑪患者が自分の宗教に基づいた生活ができ，自分の善悪の概念に従えるように援助する
⑫患者の仕事あるいは生産的職業を助ける
⑬患者のレクリエーション活動を援助する
⑭患者の学習を助ける

考にしていただくため，NANDA-Ⅰ看護診断とヘンダーソンの基本的看護の構成要素との関係を一覧表にし，「データベースと看護診断との関係」（p.21）で示しました．ぜひ参考にしてください．

文　献
1）竹尾惠子監：超入門 事例でまなぶ看護理論．新訂版，学研メディカル秀潤社，2007．
2）Virginia Henderson（湯槇ますほか訳）：看護の基本となるもの．日本看護協会出版会，2006．
3）国際看護師協会編（日本看護協会監訳）：ICNP®（看護実践国際分類）第1版 日本語版．日本看護協会出版会，2006．
4）Frank G. Goble（小口忠彦監訳）：マズローの心理学．p.83，産能大学出版部，1972．

3 電子カルテの発展

▶ 医療のIT化とそれを支えるシステム

▍医療現場のIT化

● IT化とは

　初等教育では英語とともにプログラミングが必須科目になるなど，IT（information technology；情報技術）化に向けた教育が加速しています．この時代の流れのなかで，医療分野もIT化に向かっています．政府のIT戦略で「ITによる医療の構造改革」が重点課題になっており，電子診療録（電子カルテ）をはじめとする診療情報システムが進められています．レセプト（診療報酬請求）の完全オンライン化による医療事務の効率化，レセプトのデータベース化による予防医学の発展などにも力が注がれています．

　医療現場のIT化で初期のプロセスとなるのは，オーダリングシステムの導入です．これは検査・薬剤処方などの紙媒体でのやりとりを，デジタルデータのやりとりにするものです．オーダリングシステムは患者さんの外来での待ち時間の短縮にも大きく貢献します．しかし，オーダリングシステムはIT化のほんの一部であり，最も大切な電子カルテ上での患者さんを含めた情報のやりとりが進まないと真のIT化とはいえません．

● 電子カルテとエビデンス

　医療の現場では，さまざまな専門職がそれぞれの立場で，一人ひとりの患者さんに最良と思われる行為を，患者さんとともに意思決定し行っていかなければなりません．その意思決定のためには，各職種独自のエビデンス（evidence-based medicine；EBM）が必要になります．看護師の場合は，EBN（evidence-based nursing）とよばれます．

　エビデンスは一般に「根拠に基づいた」と訳されますが，これは過去の研究結果（論文）などによる科学的根拠を示しています．また，この科学的根拠に，患者さ

んからのデータ（主訴，表情，臨床データなど）や，専門職としての経験なども加え，総合的に判断し，患者さんの意思決定を促すことも含めることが重要になります.

　このエビデンスは，現実に行っているそれぞれの「臨床・疫学・基礎研究」による根拠，「学会などで発表される論文」による根拠，「診療，看護などの各種医療に関連するケアや行為」による根拠がもとになります. そして，これら3つの要素に基づくエビデンスがデータベース化されていることが，電子カルテシステムの重要なカギになります.

●わが国の IT 化の流れと現状

　わが国の IT 化の遅れを危惧した内閣府は 2003 年 7 月に「e-Japan 戦略Ⅱ」として，特に医療の IT 化の促進を重要な目標に立てました. それに先立つ 2003 年 5 月には「個人情報保護法」（個人情報の保護に関する法律）が成立，その年の 9 月に「診療情報等開示に関する指針」が策定され，診療情報開示の時代を迎えています.

　厚生労働省の「保健医療分野の IT 化」の重点課題は次のようなものです.

> ①レセプト（診療報酬明細書）の電子化を推進する.
> ②病院や診療所の診療録（電子カルテ）の情報処理を適切に行い，患者情報開示に役立てる.
> ③地域医療連携・病診連携を進め，安全で高度な医療および患者を中心とした医療サービスの提供を進める.

　上記の取り組みの結果，全国のレセプトの電子化は 2011 年に，ほぼ達成しました. 電子カルテシステムやオーダリングシステムの普及は，病床数 400 床以上の大規模病院を中心に進んでいるもののレセプトの電子化に比べると遅れています. この背景には，情報処理の専門家（IT 技術者）が少ないこと，財政的裏づけが難しいことなどの要因があると思われます.

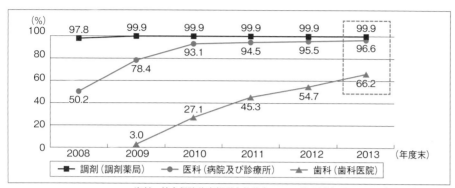

資料：社会保障診療報酬支払基金：レセプト電算処理システム年度別普及状況.
（総務省：平成27年版情報通信白書；ICT白書, p.74, 2015. より引用）

図2　医療機関のレセプト電子化率の推移（件数ベース）

電子化の基本：共通言語の必要性

　電子化にあたっては，医療活動をシステムと連動させるために，共通言語の開発が必須となります．

●医師の場合

　医師は医学問題を診断名としてコード化しますが，そこでは「疾病および関連保健問題の国際統計分類」（International Statistical Classification of Diseases and Related Health Problems；ICD）が使われます．これはWHO（世界保健機関）が作成し，全世界で使用されているものです．電子環境での活用を前提にした多言語対応のICD-10（ICDの第10回改訂版）は1990年に採択されました．また，2018年には約30年ぶりにICD-11（ICDの第11回改訂版）が公表されています．ICDは全世界で使用され，統計処理ができるということから，病院のシステム化にあたってはどこでも使用されていると思います．

　精神分析医・精神科医は「精神疾患の診断・統計マニュアル」（Diagnostic and Statistical Manual of Mental Disorders. 5th edition；DSM-5）が使われています．

●看護師の場合

看護師には国際看護師協会（International Council of Nurses；ICN）が作成した看護実践国際分類（International Classification for Nursing Practice；ICNP®）のversion 1 が，2005 年に 7 つの軸で開発されています．

これに並行して NANDA インターナショナルにより「NANDA-I 看護診断」の開発が続けられており，現在では 20 か国以上の言語に翻訳され使用されています．これは 1973 年に始まった全米看護診断分類会議を母体とし，1982 年にはカナダを含めた北米看護診断協会（North American Nursing Diagnosis Association；NANDA）となり看護診断用語の審議・選定を行ってきました．2002 年には国際的な会員の増加を背景に現在の NANDA インターナショナル（NANDA International；NANDA-I）へと名称を変更しました．

2005 年に NANDA-I 看護診断は，国際標準化機構（International Standards Organization；ISO）の基準である米国で定められた患者の基本情報，検査結果，薬剤のオーダーなどの医療情報交換のための規約の HL7（Health Level Seven）に一致するように修正されました．

また NANDA-I 看護診断は，米国臨床病理医協会が作成した多軸構造をもつ国際医学用語分類コード集 SNOMED®-CT（Systematized Nomenclature of Medicine-Clinical Terms）に包含されています．

●看護成果分類（NOC）と看護介入分類（NIC）

NANDA-I 看護診断は，すべてにコード番号が付けられ，看護成果分類（Nursing Outcomes Classification；NOC），看護介入分類（Nursing Intervention Classification；NIC）とリンクし（これらも，すべてコード化されています），電子カルテシステムに組み込まれています．

看護成果分類（NOC）は，看護の成果測定のための指標・測定尺度で，毎日のケアの結果，患者目標を達成したかどうかを測定できます．

看護介入分類（NIC）は，患者目標を達成するためのケアの内容が具体的に表現されています．看護介入は「観察する」「介入する」「教育・指導する」の 3 要素を含んで作成されています．

しかし，NANDA-I 看護診断の開発と NOC（看護成果）・NIC（看護介入）の開発が一致していなかったことから，電子カルテのシステムのなかで，それぞれを結びつける必要がありました．そこで「看護診断・成果・介入 – NANDA，NOC，NIC のリンケージ」（Marion Johnson ほか編）という本が出されました．電子カルテは，この本を参考にシステムを組むことで可能になり，現在ほとんどの電子カルテはこの方法を採用しています．

次世代医療 ICT 基盤協議会

医療・介護・健康分野のデジタル基盤の構築とその利活用により，医療の質・効率性や患者・国民の利便性の向上，臨床研究などの研究開発，産業競争力の強化，社会保障のコストの効率化の実現をはかる目的で「次世代医療 ICT（Information and Communication Technology）基盤協議会」がつくられ，効果的な治療法を導くとともに，医療費の伸びの抑制をはかる取り組みがされています．

具体的には，病院のカルテの情報収集と分析を行います．そこにある薬の処方，検体，病理検査，放射線画像のビッグデータ（後述）を分析すれば，効果の薄い治療法を見つけることができます．

この取り組みは，カルテを国単位で大規模に収集・分析する日本で初めての挑戦になります．一方で，病歴という高度な個人情報を扱うため，個人情報・プライバシー保護のため厳しいルールの標準化を行い（医療分野の研究開発に資するための匿名加工医療情報に関する法律，2018 年施行），法律の施行後 5 年経過で検討を加えることになっています．

ビッグデータ活用とその現状

「ビッグデータ」というキーワードは，イギリスの科学雑誌「ネイチャー」において "Big Data" の特集が組まれたときが初めてのように思います（2008 年 9 月）．

「ビッグデータ」にはデジタル化による大量のデータの蓄積と活用が意味されており，医療の世界で使いなれている "evidence-based medicine；EBM"（根拠に基づいた医療）などもビッグデータといえるでしょう．主なビッグデータを用いた取り組みを次にあげます．

● DPC（包括医療費支払い制度，診断群分類包括評価）

DPC（Diagnosis Procedure Combination）は包括医療費支払い制度で，1日あたりの定額点数包括評価部分（入院基本料，検査，投薬，注射，画像診断など）と，従来の出来高評価部分（手術，内視鏡検査，リハビリテーションなど）を組み合わせた計算式で行われます．DPC は包括医療費支払い制度であると同時に診断群分類であり，データの蓄積による医療評価が行えます．

● 都立・公社14病院の「診療データ一元化」

東京都では都立・公社14病院の「診療データ一元化」が2015年12月から実施されています．2003年，都立府中病院（現：多摩総合医療センター）で電子カルテが初めて導入された以降，都立病院（現：地方独立行政法人東京都立病院機構）すべてでデータベースが一元化されてきました．

それによって他病院の情報把握もでき，最適な治療法の確立につながっています．また，病院内の部門ごとに管理し，非効率な重複業務になっていた業務の解消にもつながっています．

● 日本看護協会「DiNQL」

日本看護協会は「労働と看護の質向上のためのデータベース（Database for improvement of Nursing Quality and Labor；DiNQL，ディンクル）事業」を，①看護実践をデータ化することで，看護管理者のマネジメントを支援し，看護実践の強化をはかる，②政策提言のためのエビデンスとしてデータを有効活用し，看護政策の実現をめざす，の2つの目的で進めています．具体的には次のようなものです．

・各病院から寄せられる看護内容に関するデータをグラフ化し，閲覧できる日本看護協会によるシステムであり，2015年7月から本格実施しています．
・参加は1病棟でも可能で，他院との比較などのベンチマーク評価ができます．
・データベースは「労働状況」「医療安全」など12のカテゴリーに分かれ，「看護要員等（実人数）」「看護職1人あたりの年間研修費」など170項目があります（2019年度）．

・自分の病棟のデータを入力すると，項目ごとにグラフや数値が示されます．

電子カルテ導入のメリット

電子カルテの有用性には次のようなものがあります．

①患者個人にバーコードを割り当てることで，患者を識別でき，1患者1カルテの一元的な情報管理ができます．

②患者の情報が一元化されるため，同一の病院では，すべての科で情報の共有ができます．

③患者に患者のデータをコピーし，渡すことができます．

・患者参加型の医療につながります（インフォームド・コンセントにより患者自身の目標を確認します）．

④患者個々をバーコードで識別することで医療事故を防止するなど医療安全につなげられます．

・バーコードを使うことにより，患者取り違えミスの防止になります．

⑤処方箋の文字や数字の誤りの防止になります．

⑥情報の一元化により病院コストの管理ができるようになります．

・クリティカルパスと連動し，患者個人の入院費用の原価計算ができます．

⑦データの蓄積による分析ができるようになります（例：看護必要度，褥瘡発生リスク，転倒転落リスク，クリティカルパス）．

電子カルテ導入には，先にも述べたように共通言語を使用し，コード番号によりシステム化することが必要です．

なお，電子カルテシステムを業者へ依頼するときには，病院としてどのようなデータを得たいかなど綿密な計画を練る必要があります．システムの開発は高額なものになるため，十分に検討の時間をとることが大切です．

IT化を支える専門職

高齢者人口の増加，増え続ける医療費抑制を考えると，医療現場のIT化を早急に進める必要があります．そこでは，医師が記載した患者記録の整合性の監査の役

割を果たす「診療情報管理士」など，医療にかかわる IT 技術者の育成が急務です．

　国家資格ではありませんが，医療の現場を知り，患者にかかわる医療職の専門性を理解したシステムづくりを担う役割をもつ専門職が必要です．具体的には次のような職種があります．

●診療情報管理士

　日本病院会は 1974 年に「診療録管理士」の認定制度を創設しましたが，1996 年に「診療情報管理士」に名称を変更しました．また，2003 年からは日本病院会をはじめてとして，日本医療法人協会，日本精神科病院協会，全日本病院協会および医療研修推進財団が共同で資格認定をしています．

　診療情報管理士は国家資格ではありませんが，2000 年 4 月に診療報酬制度に追加された「診療録管理体制加算」は「1 名以上の専任の診療記録管理者の配置と診療記録管理体制を整え，患者に対し診療情報を提供している病院を評価する制度」とあります．また，病院機能評価機構による評価項目「診療情報管理」では診療情報管理士による診療情報の管理が行われていることが対象となっています．

　「診療録管理体制加算」の算定要件を次にあげます．

---

①配置人数は，年間の退院患者数 2,000 人ごとに 1 名以上の専任の常勤診療記録管理者が配置され，そのうち 1 名が専従であること．
②退院時サマリーの作成率は，退院翌日から 14 日以内に 90％，30 日以内に 100％であること．
③入院患者の疾病統計作成は ICD（国際疾病分類）の分類を用いてコードを付け，入退院日，手術・検査の有無，患者の退院の状況，疾患別の患者数などの統計資料を作成すること．
④電子カルテ導入の病院では，電子診療録システムに蓄積されたデータを用いて，病院の医療評価をし，今後の病院のありかたを検討すること．
⑤過去 5 年間の診療録ならびに過去 3 年間の手術記録・看護記録などのすべての保管・管理がされていること．

●医療情報技師

　2001 年 1 月に厚生労働省は「保健医療分野の情報化に向けてグランドデザイン」を公表しましたが，この IT による医療改革を進めるためには，医療にかかわる IT

技術者の育成が急務でした．そのため2003年には日本医療情報学会が「医療情報技師能力検定」を発足させています．

IT技術者は，①「医療の透明性」はどのように確保できるのか，②「医療の質評価」はどうするのか，③「医療の安全性の向上」のために医療ITをどう活用するのか，④医療の効率化とは何を示すのか，⑤医療業務の改善はどのようにして図ることができるのか，ということを理解する必要があります．これらの不十分な理解が医療分野のIT化を加速できない原因の一つになっています．

システムの開発にあたっては，IT技術者が病院幹部や実務担当者から具体的に要望を聞き出し，集約・整理し，企画者・設計者へ伝達しなければなりません．病院に設置したシステムが，それを使う人たちの要望に沿ったものであり，それを十分に使いこなせて，初めて患者のための医療の質向上につながります．そして，それは経営の効率化にもつながります．

日本では2003年から認定試験がスタートしました．毎年多勢の方が認定を受けています．「上級医療情報技師」も育成されております．

● **POS 医療認定士**

日本にPOS (problem-oriented system, 問題指向型システム) が導入されて以来，長い時間が経過しました．故日野原重明先生の長年の努力により，医学部でもPOSの教育が行われるようになり，医師や看護師をはじめ医療従事者すべてがPOSを使用して患者カルテを書くことになりました．

日本POS医療学会により「POS医療認定士制度」が発足し，2007年3月には初めてのPOS認定士として，日本のPOSの発展に貢献してきた先駆者たちが認定を受けました．

このPOS医療認定士の目的は「医療の過程をPOSで実践し記録・監査するための知識，技能および態度をもつ医療人を学会として認定し，わが国のPOSの発展に寄与することにより，保健医療福祉に貢献する」ものです．

受験資格はポイント制になっており，15ポイント以上取得した者が受験資格を得ることができますが，学会参加やe-ラーニングによる教育など，ポイント取得の方法はさまざまにあります．資格の有効期限は5年間です．更新するためには，

学会発表や指導者として医療界に貢献することが望まれています.

文　献

1）総務省：令和3年版情報通信白書；ICT白書，2021.
2）WHO（World Health Organization）：ICD-11；International Classification of Diseases 11th Revision；
The global standard for diagnostic health information. http://icd.who.int/ より 2022 年 7 月 20 日検索.
3）American Psychiatric Association 著（髙橋三郎，大野裕監訳）：DSM-5 精神疾患の診断・統計マニュア
ル．医学書院，2014.
4）Marion Johnson ほか（藤村龍子監訳）：看護診断・成果・介入－NANDA，NOC，NIC のリンケージ．
第 2 版，医学書院，2006.
5）Nature：BIG DATA. https://www.nature.com/collections/wwymlhxvfs より 2022 年 7 月 20 日検索.
6）日本看護協会：DiNQL 事業について．https://www.nurse.or.jp/nursing/practice/database/dinql/
index.html より 2022 年 7 月 20 日検索.
7）日本 POS 医療学会：POS 医療認定士について．http://www.pos.gr.jp/nintei.htm より 2022 年 7 月 20
日検索.

4 データベースと看護診断との関係

▶ アセスメントの視点—ヘンダーソンとの対比

　皆さんの病院の「データベース」や，学校で使用している「実習記録」には，さまざまな形式のものがあると思いますが，それらは看護診断との関係が考えられているのでしょうか？

　「データベース」の項目はさまざまでも，看護診断を使用する以上，その項目は看護診断とつながっている必要があります．患者さんから得た情報でアセスメントしたことは何を導くためだったのか，この「データベース」のカテゴリーからはどんな看護診断が考えられるのか，ということを念頭におきましょう．

　皆さんが患者さんから情報をとっているときには，なんとなくここに問題がありそうだという思いがあるはずです．ただ漠然と，焦点もしぼらずに患者さんや家族から情報をとり続けていると，患者さんや家族に不要な負担をかけることになります．

　また，患者さんがいろいろな徴候を示しているのに，単に「データベース」の項目に沿って情報をとっているだけでは，重要な情報を見落としかねません．

　データをとる際に焦点がしぼれていないということは，意図的な考えがされていないことです．入院してきた患者さんに負担をかけないためにも，私たちは限られた時間で，すばやくデータを得てアセスメントし，患者さんの問題点を抽出したいものです．

　では，本書でアセスメントのカテゴリーとして使用している NANDA-I 看護診断分類法 II に，ヘンダーソンの基本的看護の構成要素を対比させてみましょう．しかし，NANDA-I 看護診断の領域（ドメイン）は 13 に分けられているのに対し，ヘンダーソンの構成要素は 14 あります．また，ヘンダーソンの基本的看護の構成要素は NANDA-I 看護診断に合わせて考えられたものではありませんから，看護診断が導き出されるような関連づけはされていません．それでも，前項で述べたように「データベース」は，特定の看護理論の視点で作成され，アセスメントしやすいものでなければなりません．そこでヘンダーソンの基本的看護の構成要素を NANDA-I 看

護診断の領域に合わせてアセスメントしやすくしたのが**表4**です．参考にしてください．

　心理社会面の看護の視点が抽出されにくいという課題を多くの看護師が抱えていますが，NANDA-I看護診断とヘンダーソンの基本的看護の構成要素を対比させることによって，心理社会面の看護診断も導きやすいのではないでしょうか．

表4　NANDA-I看護診断の領域（ドメイン）とヘンダーソンの基本的看護の構成要素との対比

NANDA-I看護診断（13領域）		ヘンダーソンの基本的看護の構成要素（14項目）	アセスメントのポイント
領域	領域の定義		
1．ヘルスプロモーション	ウェルビーイングや機能の正常性についての意識，およびウェルビーイングや機能の正常性のコントロールを維持や強化するために用いられる方略	14．患者の学習を助ける	患者（家族）が自分（家族）の健康をどのように感じているか，そして自分（家族）の健康管理をどのように行っているか，その個人は自分（家族）の健康維持のための学習をふだんからどのように行っているか，などを観察しアセスメントする．健康に対しての危機管理ができていなければ，それに対しての精神的・身体的なフォローアップが必要となる．
2．栄養	組織の維持と修復，およびエネルギー生成を目的として，栄養素を摂取し，吸収し，利用する活動	2．患者の飲食を助ける	食物と水分が消化・吸収され，エネルギーの産生と全身のバランスの維持がされているか，栄養素の摂取状況などを含め判断する．そこでは水と電解質の摂取・吸収が重要で，細胞や体内で起きている化学的・物理学的過程のアセスメントを行う．このような状態をアセスメントするための根拠として，血液検査データも必要になる． 　体温，身長，体重などの測定結果もふまえたアセスメントがされるが，その人に現れている全身的な健康状態の観察として，皮膚の損傷や浮腫，毛髪，爪，粘膜，歯などの外観からの観察も重要になる． 　この領域は「11．安全／防御」のデータと関連するため，必ず参照してアセスメントする．

表4（つづき）

NANDA-Ⅰ看護診断（13領域）		ヘンダーソンの基本的看護の構成要素（14項目）	アセスメントのポイント
領域	領域の定義		
3. 排泄と交換	体からの老廃物の分泌と排出	3. 患者の排泄を助ける	排泄では，エネルギーとして体内で使用された後，再吸収されて体内に戻っていく物質と，排泄物として体外に排出されていく物質をアセスメントする．後者では，腸，膀胱，皮膚などの排泄機能について，排泄の規則性や量・質の変化などをアセスメントする．そのとき同時に腹部のフィジカルアセスメントも行うため，腹部の触診や腹囲・腸音の測定が重要になる． 　また，体内に酸素が吸収されると，体内でガス交換が行われ，二酸化炭素が排出される．このような代謝後の最終産物を体内から除去する過程をアセスメントする．
4. 活動／休息	エネルギー資源の産生，保存，消費，またはバランス	1. 患者の呼吸を助ける 4. 歩行時および座位，臥位に際して，患者が望ましい姿勢を保持するように援助する．また患者が一つの体位からほかの体位へと身体を動かすのを助ける 5. 患者の休息と睡眠を助ける	患者が休息やリラクセーションをどのようにとっているか，覚醒状態，睡眠時間，夜間の目覚めの回数はどうか，睡眠の質をどのように感じているか，不眠時の対処方法なども含め，活動と休息のバランスをアセスメントする．エネルギーを消費する日常生活のスタイルが，レクリエーションも含めて，どのようなものかアセスメントする． 　日常生活のセルフケアを妨げる因子として，身体を動かすことが困難な動作や，その動作を行う根拠になる筋力（徒手筋力，握力）の観察，ベッド上での動き方，ベッドの乗り降りのし方，椅子への座り方など，すべてに影響する神経・筋肉系統の観察や，各種臓器（腎，脳，心肺，消化管，末梢血管）の機能異常，呼吸困難，狭心症など，心・肺のフィジカルアセスメントを行う．運動時の筋肉のけいれんなども必要な情報となる．

表4（つづき）

NANDA-Ⅰ看護診断（13領域）		ヘンダーソンの基本的看護の構成要素（14項目）	アセスメントのポイント
領域	領域の定義		
4．活動／休息（つづき）		6．患者が衣服を選択し，脱いだり，着たりするのを援助する 8．患者が身体を清潔に保ち，身だしなみよく，また皮膚を保護するように援助する 13．患者のレクリエーション活動を援助する	患者の安静時と活動時が比較できる血圧，呼吸，脈拍，SpO$_2$，そのほかX線画像や胸部の副雑音も大切な情報となる．
5．知覚／認知	注意，見当識，感覚，知覚，認知，コミュニケーションを含む，人間の処理システム	10．患者が他人に意思伝達でき，自分の欲求や気持ちを表現できるように援助する	注意力，見当識，感覚（視覚，聴覚，味覚，触覚，嗅覚）などが十分機能しているか．また，言語，記憶，判断，意思決定の高度認知機能のほか，痛みの感じ方やその対処方法，現在使用している補助具なども含めてアセスメントする． 　患者の意識の程度を観察するには，GCSなどの客観的指標を参考にする． 　それらを通し非言語的コミュニケーションにおけるデータをとっていく． 　この領域は「11．安全／防御」「12．安楽」のデータと関連するため，必ず参照しながらアセスメントする．
6．自己知覚	自己についての意識	なし	患者の自分に対する知覚のし方，自分の価値・能力などに対する患者自身の評価についてアセスメントする． 　また，ボディイメージのとらえ方や自己同一性を，態度，身体の動かし方，目つき，声，話し方などをふまえてアセスメントするが，これらは，その人の性格に左右される場合が多いことも考えておく必要がある．

表4（つづき）

NANDA-Ⅰ看護診断（13領域）		ヘンダーソンの基本的看護の構成要素（14項目）	アセスメントのポイント
領域	領域の定義		
7．役割関係	人々または人々のグループ間の肯定的および否定的なつながりやつきあい，またそうしたつながりが示される手段	12．患者の仕事あるいは生産的職業を助ける	現時点の生活状況のなかで，患者が自分の役割や責任をどのように考えているか，その環境（家庭，職場など）での患者自身の満足感や責任感，心配事などをアセスメントする． 　また，専門の資格をもたないのに，家族や社会から期待されているため，自分の役割行動がとれなくなっているようなパターンなどについてもアセスメントする．
8．セクシュアリティ	性同一性，性機能，および生殖	なし	セクシュアリティやジェンダー（gender）における満足感や不満足感をアセスメントする．また，自分の性に関して満足感をもっているか，それとも問題を感じているかをアセスメントする．
9．コーピング／ストレス耐性	ライフイベント／生命過程への対処	9．患者が環境の危険を避けるように援助する．また，感染や暴行などの患者に由来する危険の可能性から他人を守る	日常生活のなかでストレスがかかった場合，どうなるのか，どのような対処方法をとるか，そのようなときに支援してくれる人がいるかなどについてアセスメントする． 　この領域は食欲・睡眠・活動などのすべてに影響することが予測される．「2．栄養」「3．排泄と交換」「4．活動／休息」「6．自己知覚」などのデータと関連するため，必ず参照しながらアセスメントする．
10．生活原理	真実または本質的な価値と見なされる，行為・慣習・制度に関する，日頃の行い・思考・行動の根底にある原則	11．患者が自分の宗教に基づいた生活ができ，自分の善悪の概念に従えるように援助する	自分の日常生活で，何かを大切に感じる意思決定において，指針となる価値観をもっているか，もしくは自分自身で価値が高いと判断した行動や振る舞いが道徳上の基本となっているか，などをアセスメントする．また，人生の目標において葛藤があるかどうかをアセスメントする．

④

データベースと看護診断との関係

25

表4（つづき）

NANDA-Ⅰ看護診断（13領域）		ヘンダーソンの基本的看護の構成要素（14項目）	アセスメントのポイント
領域	領域の定義		
11. 安全／防御	危険性や身体損傷や免疫系の損傷がないこと，損失の予防，安全と安心の保障	（2. 患者の飲食を助ける） 7. 患者が体温を正常な範囲に保つように援助する	患者の身体への病原体の侵入や損傷の危険，またはそれらが増悪する可能性について，患者の行動や病態などからアセスメントする． 　また，患者の意識などを観察し，環境要因なども考慮し，安全性を脅かすリスクがないかもアセスメントする． 　この領域は「2. 栄養」「4. 活動／休息」「5. 知覚／認知」「6. 自己知覚」などのデータと関連するため，必ず参照しながらアセスメントする．
12. 安楽	精神的，身体的，社会的なウェルビーイングまたは安心感	（5. 患者の休息と睡眠を助ける）	安楽は，精神的・身体的に安息であるかどうかの認識に関連するため，患者の認識の程度などを含めてアセスメントする． 　この領域は「5. 知覚／認知」のデータと関連するため，必ず参照しながらアセスメントする．
13. 成長／発達	年齢に応じた身体面の発育，臓器系の成熟，発達の目安にそった発育	（1. 患者の呼吸を助ける） （6. 患者が衣服を選択し，脱いだり，着たりするのを援助する） （8. 患者が身体を清潔に保ち，身だしなみよく，また皮膚を保護するように援助する）	身体面・精神面の発達を年齢に即して助けるためにアセスメントする． 　この領域は「2. 栄養」「3. 排泄と交換」「4. 活動／休息」「7. 役割関係」などのデータと関連するため，必ず参照しながらアセスメントする．

＊ヘンダーソンの構成要素中で（　）で囲んであるものは，ほかの領域で既出のものを表しています．
（NANDA-Ⅰ看護診断の領域と定義は，T. Heather Herdman，Shigemi Kamitsuru 編（上鶴重美訳）：NANDA-I 看護診断−定義と分類 2021-2023．原書第 12 版，p.120-130，医学書院，2021．より許可を得て転載）

文　献

1 ）Virginia Henderson（湯槇ますほか訳）：看護の基本となるもの．日本看護協会出版会，2006．

2 ）Marjory Gordon（野島良子監訳）：ゴードン看護診断マニュアル－機能的健康パターンに基づく看護診断．原書第 11 版，医学書院，2010．

3 ）T. Heather Herdman，Shigemi Kamitsuru 編（上鶴重美訳）：NANDA-I 看護診断－定義と分類 2021-2023．原書第 12 版，医学書院，2021．

4 ）Marjory Gordon，佐藤重美：ゴードン博士のよくわかる機能的健康パターン―看護に役立つアセスメント指針．照林社，1998．

第 **2** 章

看護診断を導く
「データベース」の
アセスメントの
ためのヒント

　本章では，NANDA-I看護診断の13の領域（ドメイン）別に類（クラス）と看護診断をみていきます．それぞれにアセスメントに役立つ「観察の視点」「インタビューのしかた」などをあげています．

※本章に掲載されている領域，類，看護診断名と，その定義は，T. Heather Herdman, Shigemi Kamitsuru編（上鶴重美訳）：NANDA-I看護診断－定義と分類 2021-2023. 原書第12版，医学書院，2021. より許可を得て転載.

1

ヘルスプロモーション
Health Promotion

●「ヘルスプロモーション」とは

領域（ドメイン）の定義	ウェルビーイングや機能の正常性についての意識，およびウェルビーイングや機能の正常性のコントロールを維持や強化するために用いられる方略

　WHO（世界保健機関）はオタワ憲章（1986年）を受けた21世紀の健康戦略で，ヘルスプロモーションを「人々が自らの健康とその決定要因をコントロールし，改善することができるようにするプロセス」（2005年）と定義しています．この「ヘルスプロモーション」の観点から，患者さんの健康認識，健康管理の方法についての情報を得てアセスメントします．

　2003年5月に健康増進法が施行され，2008年4月には健康診断にメタボリックシンドローム予防のための腹囲測定が加えられ，国民の健康に対する意識が高まりました．人の身体は毎日の生活の積み重ねにより形成されるため，個々の生活スタイルがその人の健康に影響します．そのため患者さんが健康について，ふだんから注意していることなどを知り，分析する必要があります．たとえば健康についてあまり考えずに生活したため生活習慣病になったのであれば，その生活スタイルから，どこに誤りがあったかを把握し，その問題点についての健康教育につなげます．

　健康は，個人が自分の考えに基づき常日頃から実践して獲得していくものです．現代社会では，自分の健康は自分で守るという意識をもつ必要があり，生活状態に誤りがあれば正しい方向へと健康教育を行って支援します．ここは看護の力を十分に発揮できる領域です．

　患者さんがどのように生活しているのか，何に注意しながら自分の生活を守っているのか，現在の健康をよりよい状態に保つために自覚して行っていることは何かなどについて，インタビュー・観察を行います．

▶ 類（クラス）ごとのアセスメントのポイント

「ヘルスプロモーション」では，自分自身の健康をふだんの生活のなかで，どのように守っているか，何を自覚しながら生活しているかをアセスメントします．その自分の健康を自覚して管理していく方法は，2つの類（クラス）に分けられています．

1つ目の類は「健康自覚」ですが，2016年の改訂で3つの看護診断名が採択されています．2つ目の類は「健康管理」という側面から概念を規定しています．その類のなかには2023年の改訂で14項目の看護診断名が開発されています．自分自身の健康行動を現在までどのように行ってきたか，そして身体の調子が悪いとき，体調について分析する能力があるかという点が強調されています．

要するに，ふだんの自分の身体の調子をどのように自覚し，異常をどのようにキャッチしているかがカギになります．①患者さんが「なんとなくおかしい」と言ったとき"いつの""なにと"比較して調子が悪いと感じているのか，②日常生活のなかで食生活や体力維持などのために気をつけていることがあるのか，③自分の健康をどのように考えているのかなどについて情報を得ます．その情報を得て，基本的な健康についての考え方に誤りがあれば，健康教育を行う必要があるわけです．

私たち看護師は，対象である患者さんに対して，十分な健康教育を行える専門知識をもち接している，いちばん身近な存在です．

この「ヘルスプロモーション」は，患者さんのデータをとる最初の項目です．患者さんに会い，その患者さんがどのような人なのかを理解しようとするわけですから，まず患者さんがどのような状況であるかを知らなければなりません．そのため，次の"**Point**"のような視点をもって患者さんに接し，データをとり，患者さんがどのように考えて行動しているのか，もしくは患者さん自身はまったく何も感じとっていないのか，さまざまな角度から確認していきましょう．

- その患者さんは，健康であったときから自分の健康維持のために，どのような健康管理の方法をとってきたのか．
- 症状が出るまでに自分なりに考えて行ってきたこと，および努力してきたことは何か．
- 具合が悪くなったのは，何が原因であると思っているか．
- 今回は，がまんできる範囲を超えてしまったので受診行動をとったのか．
- 自分の身体の不調に気がつき，病気として意識したとき，そのことについてどのような対応をしていたか．
- 医師からどんな説明を受けてきたか，そして自分はどうしたいのか．

　皆さんは，患者さんから情報をとる場合，質問のみに頼っていませんか．看護は，昔から「観察に始まり観察に終わる」といわれています．しかし，どういうわけか，看護師はインタビューのみで情報を得る傾向にあるようです．このようなことがないように，しっかりとした観察をしてほしいものです．そのためには，次の"主観的データ""客観的データ"から情報収集することが必要になります．

観察の視点：ヘルスプロモーション

主観的データ	●自身の健康や病気に対する知覚 ●健康管理と日常生活の習慣 ●処方された薬と日常生活の習慣
客観的データ	●態度，行動，感情の状態，外観，身体の動き

　この領域の情報収集のポイントは，患者さんの健康管理行動についてあらゆる角度から情報をとり，観察し，患者さんの健康についての考え方を明らかにすることです．その考え方を参考に，私たち看護師は健康教育の実施方法を考えていきます．

▎類（クラス）1　健康自覚

類の定義	正常な機能とウェルビーイングの認識

　「健康自覚」は，患者さんが自分自身のライフスタイルに合わせた健康管理をどのように考え，それを毎日の生活にどう生かしているかをアセスメントします．ふだんの生活のなかで「ちょっと変だな，いつもと調子が違う」と，体調を分析できるように患者の教育をしていくことが大切です．

　体調を管理するための，いちばん簡単な方法は排泄物の観察です．幼児でも観察を促して「今日のうんちの色は？　形は？」などと質問すれば，しっかりと答えてくれます．自分の身体の健康を守るためには，これを習慣化し，毎日の身体の変化に興味をもつことが大切で，他人からは見えない自分自身の体のなかの変化に自ら気がつくようにしていくことが必要です．

　また，生活に余裕がないと疲労は蓄積され，病気の原因をつくる可能性もあるため，気分を変えられる余暇をもつことも大切です．

　患者さんが自分の健康状態を毎日キャッチできるような「健康自覚」の方法と，自らの行動をできるかぎり拡大する努力を惜しまないこと，気分転換をはかるために生活のスタイルを変えてみることの必要性を教育していきます．

▎類（クラス）2　健康管理

類の定義	健康とウェルビーイングを維持する活動を明らかにし，コントロールし，実行し，統合すること

　この「健康管理」については，患者さん本人の健康についての管理行動がどのようにとられているのかをアセスメントします．では，どうして看護師が患者さんの健康管理に注目しなくてはいけないのでしょうか．それは，私たち看護師に専門職としての責任があるからです．1980年の米国看護師協会の社会政策声明文に「人間の尊厳を尊重することに基盤をおく援助サービスは，各人が自由に選択できる可能性を認め，自覚した本人による方向決定の機会を促進する」とあります．私たち

看護師は，ケアをしながら患者さんの健康管理に影響を与えていかなければなりません．そのため，初めて会う患者さんに対して，その患者さん自身が行うべき健康に対しての「１次予防」が，どのように行われているかを知る必要があります．つまり，疾病予防について，どのような知識をもって生活しているかです．健康について，まったく考えないで生活している場合もあるでしょう．また，食習慣などに注意し，考えながら生活している人もいると思います．これらの態度は，その人のライフスタイルすべてに影響していきます．

　生活習慣病の代表である糖尿病は，その個人の食習慣などの生活習慣も原因としてあげられます．疾病の増悪を起こしてしまう前に，ライフスタイルを変えられるように教育することが，看護師の役割になります．

　予防的観点からは次のような健康管理が考えられます．

１次予防：前述したように健康を増進して罹患を予防することです．そのためには個人個人が健康的な生活習慣を確立することが基本となります．
２次予防：病気の早期発見，早期治療です．病気が発見された場合は，病気の影響をできるだけ小さくするように努め，日常生活ができるように教育します．
３次予防：罹患後の対応としての治療，機能回復，機能維持です．急性疾患が安定したら，患者さん自身の機能をできるだけ早く回復させ，社会復帰できるように援助していきます．そのためにはリハビリテーションを含む医療供給体制の整備が必要となります．

　2008年4月からは，国の生活習慣病対策の一環として「特定健診」「特定保健指導」が開始されています．メタボリックシンドロームの早期発見などを目的に健康診査や保健指導を行うものです．領域2の「栄養」(p.42参照)で述べていますので，関連づけたアセスメントを行うようにしましょう．ここでは，糖尿病予防のための3段階を図4に示します．

　予防的観点からは以上のような健康管理が考えられるわけですが，それらを要約すると次の"**Point**"の3項目があげられます．

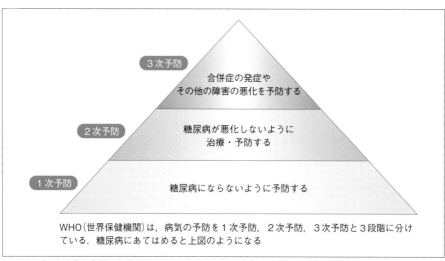

3次予防

合併症の発症や
その他の障害の悪化を予防する

2次予防

糖尿病が悪化しないように
治療・予防する

1次予防

糖尿病にならないように予防する

WHO（世界保健機関）は，病気の予防を1次予防，2次予防，3次予防と3段階に分けている．糖尿病にあてはめると上図のようになる

（日本栄養士会編：生活習慣から見る糖尿病の予防．健康増進のしおり，No.93．2012．を参考に作成）

図4　糖尿病予防の3段階

| Point | 「健康管理」のポイント |

- 自分自身の食生活などにおいて，健康的なライフスタイルを確立する．
- 病気が早期発見された場合は，病気の影響をできるだけ小さくする．
- 急性期が過ぎて安定したら，できるだけ早く社会復帰ができるようにする．

　具体的には，次の**"「健康管理」に関するインタビュー"**の内容のようなインタビューをしながら患者さんを観察します．本書の付録として巻末にある「入院時看護データベース」の用紙（p.170-176）は，患者さんに会って最初にとる記録用紙になります．

「健康管理」に関するインタビュー

主訴	●今いちばんつらいことはなんですか. ●痛いところはどこですか. ●不快なところはどこですか. ●いつもと違う症状はどんなことですか. ●今どのような症状がありますか.
入院目的	●今回は，なんのために入院することになりましたか. ●この入院をすることで，何をどうしたいと思っていますか.
入院までの経過	●いつごろから，どのような症状が現れましたか. ●身体の変化はどのようにして気がつきましたか. ●何か思いあたることはありますか. ●これまでにも，このような症状が起こったことがありますか. ●医師からどんな説明を受けましたか（インフォームド・コンセントで医師から受けた説明についての患者の解釈力を観察する）.
既往歴	●これまでどのような病気をしましたか. 　それはいつ頃（何歳頃）ですか.
使用薬物	●現在どのような薬を服用していますか.
健康管理方法	●健康のために注意していることはありますか.
嗜好品	●お酒やタバコの量はどれくらいですか.

　以上のようなインタビューの結果は，この患者さんの自分の健康に対するとらえ方をアセスメントするヒントになります. とくに患者さんが自分の健康をどのように保とうとして日常生活を送っているかを判断する根拠になります. その人自身に気づくきっかけがない場合もあるため，その方法を教育するか，一緒に行って気づけるようにする必要があります.

次のような内容もアセスメントのヒントになります.

Point 「健康管理」のアセスメントのためのヒント

● 患者さんの話し方, そのときの態度, 身体の動かし方.
● 人との対応のしかた, 身振り (手の動き, 足の動きなど).

なお, 参考までに, p.36 の**"「健康管理」に関するインタビュー"**のうち,「入院までの経過」の情報をとる際に考えるべきポイントを次にまとめました.

Point 「入院までの経過」の情報収集する際に考えるべきポイント

● 症状が現れるに至った経過であるため, ほかの領域にも関連する可能性がある. そのため, 入院までの経過の情報収集時は, ほかの領域の観察項目も意識して情報をとる.
● 必ず既往歴と原疾患を確認して情報をとる (そのためには病態生理を理解していることが必要).
● バイタルサインは, 患者のふだんの値と比較して情報をとる.

患者さんの症状について, NANDA-I 看護診断のどの領域の情報を詳しくとるべきか, どの疾患と結びつけて考えるかについては**表5, 表6**を参考にしてください.

文 献

1) Marjory Gordon (野島良子監訳):ゴードン看護診断マニュアル−機能的健康パターンに基づく看護診断. 原書第 11 版, 医学書院, 2010.
2) 日本栄養士会編:生活習慣から見る糖尿病の予防. 健康増進のしおり, No.93. 2012.
3) T. Heather Herdman, Shigemi Kamitsuru 編 (上鶴重美訳):NANDA-I 看護診断−定義と分類 2021-2023. 原書第 12 版, 医学書院, 2021.
4) Paul M Paulman ほか編 (小泉俊三監訳):10 分間診断マニュアル―症状と徴候 - 時間に追われる日々の診療のために. 第 2 版, メディカル・サイエンス・インターナショナル, 2009.

表5　患者が自覚している症状と関連する NANDA- I 看護診断の他領域

項目	患者が自覚している症状	NANDA- I 看護診断の領域 （数字は領域のナンバー）
出血	いつもより顔が白っぽいと感じる 軽いめまいや冷汗がある	4．活動／休息 5．知覚／認知
心不全	腰かけたほうが，呼吸が楽である 咳が多く出る 冷汗がみられる 吐き気がある	2．栄養 4．活動／休息 12．安楽
敗血症	手足が温かい 発熱時，悪寒がある 弛張熱のパターンを示す 腹部膨満感，腹痛，吐き気がある	2．栄養 3．排泄と交換 11．安全／防御 12．安楽

表6 バイタルサインの症状・観察項目と考えられる疾患および関連する NANDA-Ⅰ 看護診断の他領域

項目	症状および観察項目	考えられる疾患	NANDA-Ⅰ 看護診断の領域 (数字は領域のナンバー)
自覚症状	頭痛 →頭痛の頻度，持続時間，瞳孔不同，発症のしかた・強さ(ペインスケール)・部位，片麻痺，視野障害，随伴症状(悪心・嘔吐，めまい)	くも膜下出血，脳内出血，頭部外傷，急性髄膜炎，急性緑内障	4．活動／休息 5．知覚／認知 11．安全／防御 12．安楽
	胸痛 →胸痛の部位，どのような胸痛か，持続時間，随伴症状(呼吸困難，冷汗，悪心・嘔吐，不整脈)，既往歴(高血圧，糖尿病)，喫煙歴	急性心筋梗塞，狭心症，心膜炎，急性大動脈解離，胸部大動脈瘤の破裂，肺塞栓症，自然気胸，急性膵炎，胆石，胆嚢炎	2．栄養 4．活動／休息 5．知覚／認知 11．安全／防御 12．安楽
	腹痛 →いつごろから，どの部分がどのように痛いか，食事・排泄の関係，突然の発症か，徐々に痛みだしたか，随伴症状(悪心・嘔吐，下痢，血尿，発熱，黄疸)，触診による腹膜刺激症状の有無	〈心窩部〉 胃十二指腸穿孔，急性膵炎，胆石 〈右季肋部〉 急性胆嚢炎，急性肝炎，十二指腸潰瘍，胆石症 〈左季肋部〉 胃潰瘍，急性膵炎，急性腎盂腎炎，心筋梗塞 〈臍周囲〉 急性腸炎，初期虫垂炎 〈下腹部〉 子宮外妊娠，骨盤腹膜炎 〈腹部全体〉 イレウス，穿孔性腹膜炎	2．栄養 3．排泄と交換 4．活動／休息 5．知覚／認知 11．安全／防御 12．安楽
意識	ふだんの会話や応答・行動の変化，けいれん，発熱，JCS，GCS，瞳孔	くも膜下出血，髄膜炎，硬膜下血腫，脳梗塞，低血糖	4．活動／休息 5．知覚／認知

表6（つづき）

項目	症状および観察項目	考えられる疾患	NANDA-Ⅰ 看護診断の領域 （数字は領域のナンバー）
血圧	血圧低下（収縮期血圧80mmHg以下） →顔面蒼白，冷汗，末梢冷汗，皮膚，湿潤，頻脈，意識レベル低下，過呼吸／徐呼吸，チアノーゼ	ショック，心不全，呼吸不全，頭蓋内圧亢進に続くヘルニア	4．活動／休息 5．知覚／認知 11．安全／防御 12．安楽
	血圧上昇（拡張期血圧100mmHg以上） →頭痛，頭重感，めまい，悪心・嘔吐，徐脈／頻脈，意識レベル低下，脈圧の狭小化	頭蓋内圧亢進，急性肺水腫，解離性大動脈瘤，妊娠高血圧症候群，子癇	4．活動／休息 5．知覚／認知 11．安全／防御 12．安楽
脈拍	頻脈（100回／分以上，高齢者では80回／分以上）	急性うっ血性心不全，甲状腺機能亢進症	4．活動／休息 11．安全／防御
	徐脈（60回／分以下，高齢者では50回／分以下）	ジギタリス中毒，頭蓋内圧亢進	4．活動／休息 11．安全／防御
	脈拍の欠損（10回／分以上） →リズムの不整，結滞，欠損	心房細動，心室性期外収縮	4．活動／休息 11．安全／防御
呼吸	呼吸回数の増加，異常な呼吸音，呼吸パターン（努力呼吸，起坐呼吸，睡眠時の舌根沈下，チアノーゼ） 呼吸の基準値： 　新生児30回／分前後 　健康な成人12回／分前後 安静時の1回換気量：7〜8mL/kg	中枢神経障害に伴う呼吸異常	4．活動／休息 5．知覚／認知 11．安全／防御 12．安楽

表6（つづき）

項目	症状および観察項目			考えられる疾患	NANDA-Ⅰ 看護診断の領域 （数字は領域のナンバー）
体温	熱型 　→一般的体温の分類（年齢により違うため要注意） 　低体温：36℃未満 　平熱：36〜37℃未満 　微熱：37〜38℃未満 　中等熱：38〜39℃未満 　高体温：39℃以上 臓器別に起きる体温の変化の目安			高体温・低体温の疾患は,左枠参照	2．栄養 4．活動／休息 5．知覚／認知 11．安全／防御 12．安楽
		高体温	低体温		
	呼吸	頻呼吸, 高炭酸ガス血症とアシドーシス, 低酸素血症	徐呼吸, 低炭酸ガス血症とアルカローシス		
	循環	頻脈, 不整脈, 血圧上昇	徐脈, 不整脈, 血圧低下		
	中枢	不穏, 錯乱, 幻視, けいれん, 昏睡	昏睡		
	腎	急性腎不全	多尿になり, 重症だと腎不全に陥る		
皮膚	冷汗, 湿潤, 末梢冷汗, チアノーゼ				4．活動／休息 12．安楽

1 ヘルスプロモーション

2 栄養
Nutrition

▶「栄養」とは

領域（ドメイン）の定義	組織の維持と修復，およびエネルギー生成を目的として，栄養素を摂取し，吸収し，利用する活動

　生体は食事（栄養の摂取）によって生命の維持に必要なエネルギーや物質を体内に取り込みます．摂取された食物は消化・吸収され，代謝によって生体の維持と生命活動に必要なエネルギーや物質を生成しています．このように栄養摂取は生体に欠くことのできない生理的な活動といえます．

　この領域は，身体の維持・成長，各器官の障害の治癒とエネルギーの産生に必要な食物（母乳も含む）や水分を必要な量だけ摂取しているか，さらに摂取した食物や水分が本当に身体の維持や成長，各器官の障害の治癒などに十分であるかを，身長や体重，皮膚や創傷の治癒状態，そして検査データなどを指標にして知ろうとするものです．

　「栄養」の領域には，機能別に「摂取」「消化」「吸収」「代謝」「水和」の5つの類（クラス）があります．そして，この類ごとに看護診断名があり，定義されています．これは「栄養」の看護診断を行う際には，必ず栄養に関する身体機能のパターンを把握する必要性を示したものともいえます．そこでアセスメントにあたっては，栄養に関連する臓器の解剖学的な特徴や生理的な機能，生化学のデータの読み方などの知識を活用します．

　また，食事は毎日の生活のなかで，いろいろなものから影響を受けています．たとえば，何か特別な出来事によって気持ちや体調に変化がある場合，食欲などに影響し「栄養」の領域にも変化が起こります．このようなときは，その人に合った方法で食事を調節します．こうした食事摂取のパターンについてもアセスメントしていきます．

類（クラス）ごとのアセスメントのポイント

　ここでは「摂取」「消化」「吸収」「代謝」「水和」の5つについて類ごとに説明します．このうち「消化」「吸収」はNANDA-Iで採択された看護診断名がありません．そのため，これらについては観察の視点だけを，「摂取」「代謝」「水和」については看護診断をあげて説明していきます．

　私たちは外界から栄養素を摂取し，消化・吸収・代謝することで組織を維持したり，疾患の治癒につなげたり，生命維持に必要なエネルギーを産生したりします．

　患者さんの健康問題に対する反応をアセスメントするには，摂取・消化・吸収・代謝・水和に関連している臓器の生理的機能をイメージしながら，検査結果も含めて観察をする必要があります．

　検査結果を表7のような基準値と比較して，逸脱の有無や程度を確認します．そして基準値から逸脱している場合は，その値が示す意味と，患者さんがその検査結果をどのように認識しているか，健康のために心がけていることは何かなどを確認しアセスメントします．たとえば総コレステロールやLDLコレステロール，中性脂肪などが高値を示した場合には，患者さんが脂質異常症と認識して糖分や脂質の摂取を控えたり，歩行などの運動を取り入れたり，禁煙を始めたりしているかどうかという情報も併せてアセスメントします．

観察の視点：栄養

主観的データ	●食欲の有無と程度，嗜好品の内容，味覚の状態 ●食事に対する考え，食習慣
客観的データ	●食事内容（食事摂取量），水分摂取量 ●咀しゃくや嚥下の状態 ●義歯の使用の有無，味覚の状態，食事回数 ●身長，体重，BMI，腹囲，肥満の程度 ●皮膚の乾燥の有無，皮膚の湿潤の有無，浮腫の有無と程度 ●体温 ●臨床検査の結果（総タンパク，アルブミン，ヘモグロビン，中性脂肪，HDLコレステロール，血糖，表7参照）

表7 「栄養」のアセスメントに関連する検査

	項目	基準範囲	単位
臨床化学検査	・血清タンパク 　総タンパク 　アルブミン 　A/G比（アルブミン・グロブリン比）	6.7〜8.3 3.8〜5.3 1.3〜2.0	g/dL g/dL
	・糖代謝関連物質 　血糖（グルコース） 　HbA1c（NGSP値）	空腹時：60〜100 4.6〜6.2	mg/dL %
	・脂質代謝関連物質 　総脂質 　総コレステロール 　中性脂肪（トリグリセリド） 　リン脂質 　遊離脂肪酸（FFA） ・リポタンパク分画 　HDLコレステロール 　LDLコレステロール 　Lp（a）	355〜710 （適正域）< 200 30〜150 150〜230 0.14〜0.85 男37〜67 女40〜71 （適正域）< 120 < 40	mg/dL mg/dL mg/dL mg/dL mEq/L mg/dL mg/dL mg/dL mg/dL
	・総胆汁酸	空腹時：1〜8 UDCA負荷：< 25	μ mol/L μ mol/L
	・総ビリルビン 　直接型 　間接型	0.2 ± 1.0 0〜0.4 0.1〜0.8	mg/dL mg/dL mg/dL
	・電解質 　Na^+ 　K^+ 　Cl^- 　HCO_3^- 　総Ca 　無機リン	139〜146 3.7〜4.8 101〜109 23〜28 8.5〜10.2 成人2.5〜4.5 小児4〜7	mEq/L mEq/L mEq/L mEq/L mg/dL mg/dL mg/dL

表7（つづき）

	項目	基準範囲	単位
尿検査	・理化学的性状		
	尿量	600 〜 1,600	mL/日
	比重	1.006 〜 1.030	
	pH	4.5 〜 7.5（6.0）	mg/日
	尿糖	40 〜 80	mg/dL
	アセトン（ケトン体）	陰性	
	・無機成分		
	Na	1.6 〜 5.8 （70 〜 250）	g/日 （mEq/日）
	K	1 〜 3.9 （25 〜 100）	g/日 （mEq/日）
	Ca	0.1 〜 0.3 （5 〜 15）	g/日 （mEq/日）
	Cl	2.5 〜 8.9 （70 〜 250）	g/日 （mEq/日）

（竹田津文俊監：検査値ミニノート．学研メディカル秀潤社，2013．を参考に作成）

類（クラス）1　摂取

類の定義 食物や栄養素を体内に取り入れること

　食物を摂取する機能には，食物摂取の制御，咀しゃく，嚥下があります．これらのメカニズムを確認してみましょう．

　食物摂取の制御には，視床下部にある摂食中枢と満腹中枢が関係します．食物の摂取がどのようなメカニズムで開始されるのか，またやめるのかは，まだ明確ではありませんが，次の"**Point**"で示したメカニズムが関連すると考えられます．

　咀しゃくでは歯で食物を噛み砕き，飲み込みやすい食塊を形成します．これには，ただ歯があって「噛める」ほかに，次の3つの条件が必要になります.

①口唇がきちんと閉じられる.
②食物をまとめる舌の運動ができる.
③唾液が十分に分泌される.

　嚥下は形成された食塊が咽頭，食道を通って胃まで運ばれることをいいます．嚥下運動は図5のように3つの時期に分けられています.
　口腔期（嚥下第1相）：舌の運動で食塊が咽頭に送り込まれる時期．この運動は随意運動で，たとえば魚の骨などを感じた場合は，飲み込むのをやめることができます.
　咽頭期（嚥下第2相）：食塊を咽頭から食道に送り込む時期．食塊が確実に食道に運ばれるように，さまざまな運動が起こります．そのなかでも注目される運動は次のとおりです.

口腔期
口腔から咽頭へ
食塊を送る段階

軟口蓋
舌尖
咽頭蓋
舌骨
声門
甲状軟骨
気管
食道

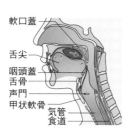

咽頭期-a
連続した反射運
動により咽頭か
ら食道へ食塊を
送り込む段階

軟口蓋
舌根
咽頭蓋
咽頭壁
（パサヴァン
の輪状隆起）

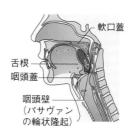

咽頭期-b
喉頭蓋が反転し
喉頭を閉じる：
喉頭閉鎖

喉頭蓋
咽頭前庭
声門
輪状軟骨

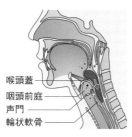

食道期
食道から胃へと
食塊を送り込む
蠕動運動の過程

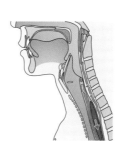

図5　嚥下運動

・軟口蓋が挙上する（鼻腔に食塊が入らない）.

・舌が挙上する（口腔に食塊が逆流しない）.

・喉頭蓋が倒れて喉頭入口部を閉ざす（食塊が気管に入らない）.

　食道期（嚥下第3相）：食道の蠕動運動によって食塊が胃へと運ばれる時期です.

　たとえば患者さんに「肥満」の事実を確認した場合，なぜそのような状態が起き
ているのか，本人が自覚している状態を詳しく確認していきます.

　具体的には，次の内容を観察してみます.

観察の視点：摂取

主観的データ	●食事量の不足，または過多 ●嚥下時のむせ，つかえ ●砂糖入りの飲料水を飲む習慣と1日の平均摂取量 ●間食の習慣の有無と内容・量

客観的データ	● 身長，体重，BMI，体格（皮下脂肪），腹囲 ● 臨床検査の結果（中性脂肪，HDL コレステロール，血糖， 　総タンパク，アルブミンなど） ● 活動量と食事量のバランス ● 活動後の食事摂取 ● 嚥下の状態（食塊の形成，むせや咳の有無）

また，次のようなインタビューも有効です．

INTERVIEW

「摂取」に関するインタビュー
● 食事は十分に食べていますか．
● よく食べるものは何ですか．
● メニューを決めるときに何か注意していることはありますか．
● 食べ過ぎたときには，いつもより運動量を増やしていますか．

観察する項目にある **BMI**（body mass index）は体格指数です．身長差による誤差が少なく，世界的に使用されています．身長と体重の測定値を使って次の式で算出します．

$$BMI = 体重(kg) \div 身長(m)^2$$

日本人のBMIの判定表を**表8**に示します．これは成人男女を対象にしています．

表8　BMI の判定表

判　定	BMI
低体重	18.5 未満
普通体重	18.5 以上，25.0 未満
肥満（1度）	25.0 以上，30.0 未満
肥満（2度）	30.0 以上，35.0 未満
肥満（3度）	35.0 以上，40.0 未満
肥満（4度）	40.0 以上

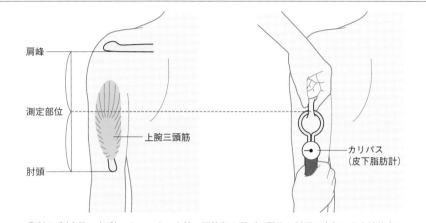

①利き手（多数は右手）でないほうの上腕三頭筋部を選び，肩峰と肘頭の突起とを上腕後方で結ぶ線の中間を定める
②腕の緊張を解かせ，看護師の利き手でないほうの母指と示指で，腕の長軸に沿って中間点部の脂肪を皮膚を介してしっかりとつまみ，筋肉から引き上げ，カリパス（皮下脂肪計）を当てる
③カリパスが最初に止まった時点の目盛りを読む
※基準値（mm）：成人男性8.3，成人女性15.3

図6　皮下脂肪厚の測定方法

また，次の式から**標準体重**が算出できます．

$$標準体重（kg）= 22 × 身長（m）^2$$

皮下脂肪厚の測定方法は**図6**に示すとおりです．

　厚生労働省は生活習慣病をまねくメタボリックシンドローム（内臓脂肪症候群）の診断基準に，**腹囲計測**を定期健康診断の検査項目に追加しました．「肥満」や「過体重」では，内臓肥満型肥満の診断基準が活用できます．メタボリックシンドローム診断基準検討委員会の基準を次に示します．

メタボリックシンドローム診断基準検討委員会の基準

ステップ1	腹囲：男性85cm以上，女性90cm以上 ＊男女ともに内臓脂肪の面積が100cm^{2}以上になっている目安

　内臓脂肪の蓄積は腹囲で確認します．腹囲の測定方法は**図7**に示します．「ステ

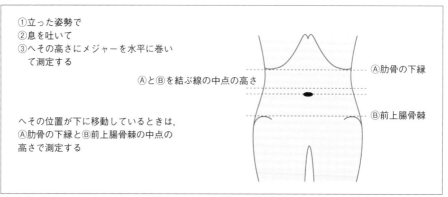

①立った姿勢で
②息を吐いて
③へその高さにメジャーを水平に巻いて測定する

Ⓐ肋骨の下縁

ⒶとⒷを結ぶ線の中点の高さ

Ⓑ前上腸骨棘

へその位置が下に移動しているときは，
Ⓐ肋骨の下縁とⒷ前上腸骨棘の中点の
高さで測定する

(門脇孝：腹囲 (ウエスト周囲長) に関するエビデンス，第 5 回特定健康診査・特定保健指導の在り方に関する検討会資料，2016．https://www.mhlw.go.jp/file/05-Shingikai-10901000-Kenkoukyoku-Soumuka/0000111251_4.pdf より改変)

図7　腹囲の測定方法

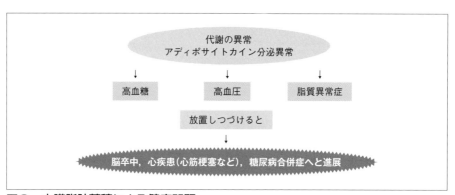

代謝の異常
アディポサイトカイン分泌異常

↓　　　　　↓　　　　　↓

高血糖　　　高血圧　　　脂質異常症

放置しつづけると

↓

脳卒中，心疾患（心筋梗塞など），糖尿病合併症へと進展

図8　内臓脂肪蓄積による健康問題

ップ 1」に該当する場合は，さらに「ステップ 2」の①〜③の項目に，いくつ該当するかをみていきます．

ステップ2	①高トリグリセライド (TG) 血症 (LDL コレステロール 150mg/dL 以上) かつ / または低 HDL コレステロール (HDL-C) 血症 (HDL コレステロール 40mg/dL 未満) ②収縮期血圧 130mmHg 以上かつ / または拡張期血圧 85mmHg 以上 ③空腹時血糖 110mg/dL 以上

「ステップ2」で2つ以上に該当するとメタボリックシンドロームと診断されます．内臓脂肪が蓄積されるとアディポサイトカインと総称される生理活性物質の分泌に異常が生じ，健康上の問題が起こります（図8）．

栄養摂取と消費のバランスについて，栄養摂取の状況と日常生活でどれだけエネルギーを消費しているか，日常生活のなかで食事と運動をどれだけ意識しているかなど，両面からアセスメントします．また，ストレスの有無やコーピングなどに目を向けると，過食の原因が明らかになり，看護介入へとつながることがあります．

類（クラス）2　消化

類の定義	食品を吸収や同化に適した物質に変換する物理的・化学的活動

消化作用には機械的消化，化学的消化，細菌学的消化の3つがあります．それぞれの特徴は表9のとおりです．

化学的消化の胃液・膵液などの消化液は，神経性と体液性の2つの機序で調節されています．

神経性：食べ物を見たり，においをかいだり，摂取したりすることで反射的に消化液が分泌されます．

体液性：消化の過程で，ある物質が産生されて，それが血行を介して消化液の分泌を調節します．

表9　消化作用

消化作用	特徴
機械的消化	磨砕作用：固形物を液状にする作用 攪拌作用：食物と消化液などを混ぜ合わせる作用 移動作用：消化の程度に応じて，食べ物を移動させる作用
化学的消化	消化酵素（唾液，胃液，膵液など）の化学的作用で，吸収できる栄養素に分解する作用
細菌学的消化	腸内細菌による発酵などの作用で，吸収できる栄養素に分解する作用

消化の状態については，排泄される便の性状をヒントに推察します（表10）．

表10　消化と便の性状

便の性状	推察される消化の状態
白色便	胆道系になんらかの障害が生じて，胆汁が分泌されていない（分泌の減少が起こっている）と考えられる この場合，胆汁酸の分泌も低下するため，脂肪の消化・吸収機能が低下していると推察できる
脂肪便 （酸性臭が強い）	脂肪の過剰摂取などで，脂肪が十分消化されていないと推察される
不消化便	消化作用のなかでも機械的消化の磨砕作用が不十分と推察される

▌類（クラス）3　吸収

類の定義	身体組織を通して栄養素を取り入れるはたらき

「吸収」は主に小腸で行われます．3大栄養素のうち，脂質は吸収された細胞内で再合成され，リンパ管を経て全身を循環して，各臓器で利用されます．タンパク質と糖質は門脈から肝臓に運ばれ，代謝されます．

▌類（クラス）4　代謝

類の定義	原形質の生成と利用，老廃物とエネルギーの生成，すべての生命維持に必要なエネルギー放出のための，生命体や細胞内で起きる化学的および物理的プロセス

「代謝」は同化と異化に分けられますから，まずはこのメカニズムを確認してみましょう．

同化：低分子の物質から高分子の物質を合成する反応をいいます．たとえば，アミノ酸からタンパク質を合成するという反応がこれです．

異化：高分子の物質を低分子の物質に分解する反応をいいます．つまり，糖質（炭

水化物），脂質，タンパク質が消化・吸収されて，表11のように利用されます．そして最終的にエネルギーの放出も含まれます．このエネルギーはタンパク質の合成や筋肉の収縮，ホルモンの分泌などに活用されます．

　「代謝」は身体のなかで起こっていることをアセスメントするため，検査データ

表11　3大栄養素の利用

栄養素	分解された物質名	利用内容
糖質 （炭水化物）	単糖類 （グルコース，フルクトース，ガラクトース）	・エネルギー源として利用される（解糖系・クエン酸回路・ATPをつくり出す電子伝達系の反応） ・インスリンの作用でグリコーゲンに変化し，筋肉や肝臓に貯蔵される
脂質	脂肪酸の状態で吸収されるが，その後，中性脂肪に合成される	・エネルギー源として利用される〔中性脂肪の大部分はトリグリセライドでクエン酸回路に入るために，遊離脂肪酸（FFA）とグリセロールに分解される〕
	リン脂質	・細胞膜を構成する主要な物質として利用される ・細胞内外の物質の輸送に利用される
	ステロイド	・細胞膜の構成成分で，細胞の構成を安定させるために利用される ・胆汁酸やホルモン，ビタミンD_3の材料として利用される
タンパク質	アミノ酸	・タンパク質の合成に利用される
	ペプチド	・エネルギー源として利用される ・糖新生のエネルギー源になるか，脂質の合成に利用される ・タンパク質以外の化合物を生成するのに利用される ・必須アミノ酸の不足分を合成するのに利用される

の確認が大切です。血糖値は主にインスリンによって調節され，食事や運動の影響を受けながら基準値の範囲を変動します。そのため，表7（p.44-45）に示す血糖値や尿糖・尿ケトン体の値などのデータを読みとり，患者さんが受けている治療と関連させながらアセスメントする必要があります。

類（クラス）5　水和

類の定義	水と電解質の摂取と吸収

　水の出納は表12に示すように均衡がとれています。しかし，なんらかの原因でこの均衡がとれなくなると，浮腫や脱水という状態になります。

　摂取した水分や電解質は体内に吸収されて，体液としてそれぞれの細胞で活用されます。

　体液は細胞内液と細胞外液に分けられ，細胞膜を介して水分の移動を行い，等張性を保とうとします。たとえば塩分を過剰に摂取した場合，細胞外液のナトリウム濃度が上昇し，浸透圧も上昇します。そして細胞内の水分は細胞外液（組織間隙）に移動し，細胞外液が過剰になります。この状態を**浮腫**といい，胸腔にたまった場合は**胸水**，腹腔にたまった場合は**腹水**とよばれます。

　浮腫，胸水，腹水は，塩分や水分の過剰摂取だけでなく，表13に示すさまざまな原因によって起こります。

　浮腫液は発生原因によって濾出液と滲出液に分類されます。**濾出液**は炎症以外の原因で発生した浮腫液で，血漿成分よりタンパク質含有量は少なく，比重は低いという特徴があります。一方，**滲出液**は炎症によって発生した浮腫液で，血漿成分とほぼ一致する特徴があります。たとえば看護診断「体液量過剰」の定義は「体液を余分に保持している状態」ですから，貯留している体液の性状を確認する必要があります。

　以上をふまえて，「体液量過剰」の場合は，次の**"観察の視点"**の内容を患者さんの病態生理に合わせて観察します。

表12　水分出納の目安表

収入		支出	
飲水	1,150mL	尿	1,300mL
食品	600mL	糞便	100mL
代謝水	350mL	不感蒸泄	700mL
	2,100mL		2,100mL

表13　浮腫や胸水，腹水の原因

	原因	具体例
組織因子	毛細血管内圧の上昇	心不全などでうっ血が発生している状態
	リンパ管の閉塞・狭窄	炎症などで血管から水分がにじみ出る状態
	毛細血管透過性の亢進	リンパ節切除などでリンパ液がうっ滞する状態
	血漿膠質浸透圧の低下	低タンパク血症などで血液の膠質浸透圧が低下し，水分が組織へ移動する状態
全身性因子	水分摂取	水分の過剰摂取
	腎性因子	糸球体濾過量の減少やナトリウムの排泄減退
	内分泌性因子	副腎皮質ホルモン・抗利尿ホルモンの分泌の異常

②
栄
養

観察の視点：体液量過剰

主観的データ	●身体がむくんでいないか ●腹部膨満感の有無と程度，呼吸困難の有無と程度
客観的データ	●排泄量と水分摂取量，体重の増加の有無，浮腫の有無 ●過剰な塩分の摂取，血圧，中心静脈圧 ●生化学検査（総タンパク，アルブミン，電解質：Na^+, K^+, Cl^-, HCO_3^-） ●呼吸音の確認，胸部・腹部 X 線検査，腹囲計測

　浮腫の有無を調べる場合は，図9のように母指で圧迫します．摂取する水分の量が減少すると細胞内から水分が移動し，脱水になります．

　脱水は水分を摂取しない場合や水分摂取量より排泄量が上回った場合，電解質が欠乏している場合に発生します．水分を摂取することができないと血中の水分が減少し電解質濃度が上昇するため，細胞内の水分が細胞外に移動し，**細胞内脱水**になります．

　一方，嘔吐や下痢などで電解質が失われ，細胞外液のナトリウム濃度が低下すると，細胞外から細胞内に水分が移動するため**細胞外脱水**が起こります．

　体液量が不足している場合は，次の"**観察の視点**"の内容を観察するとともに，図10のように皮膚をつまんで弾力をチェックします．

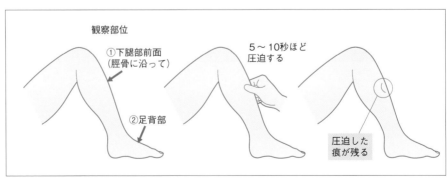

図9　浮腫の有無の観察方法

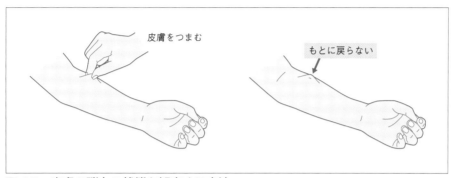

図 10　皮膚の弾力の状態を観察する方法

2
栄養

観察の視点：体液量不足

主観的データ	●のどは渇いていないか，水分摂取に関する考え，飲み物の嗜好
客観的データ	●下痢・嘔吐の有無，皮膚の弾力の状態 ●水分摂取量と排泄量のバランス ●体重減少の有無と程度，胸水・腹水の有無と程度 ●生化学検査（電解質：Na^+，K^+，Cl^-，HCO_3^-） ●出血の有無と程度

文　献

1）T. Heather Herdman，Shigemi Kamitsuru 編（上鶴重美訳）：NANDA-I 看護診断－定義と分類 2021-2023．原書第 12 版，医学書院，2021．
2）竹田津文俊監：検査値ミニノート．学研メディカル秀潤社，2013．
3）永原貞郎：看護学生のための病理学．第 4 版，医学書院，2001．
4）大橋健一ほか：病理学．系統看護学講座専門基礎分野，第 5 版，医学書院，2015．
5）塩田浩平編：人体の構造と機能．看護のための最新医学講座 30，中山書店，2002．
6）大村　裕，坂田利家：脳と食欲―頭で食事する．共立出版，1996．
7）堺　章：目でみるからだのメカニズム．新訂版，医学書院，2000．
8）中野昭一編：図解生理学．第 2 版，医学書院，2000．
9）竹尾惠子監：看護技術プラクティス．第 3 版動画付き，学研メディカル秀潤社，2015．
10）芦川和高監：ナースのための図解検査の話．学研メディカル秀潤社，2004．
11）芦川和高監：ナースのための図解からだの話．学研メディカル秀潤社，2000．
12）津下一代：これからの保健指導―特定健診・保健指導とは？．看護技術，54（2）：169-175，2008．

3 排泄と交換
Elimination and Exchange

▶「排泄と交換」とは

領域（ドメイン）の定義	体からの老廃物の分泌と排出

　「排泄」とは外界から栄養素や酸素を取り入れたのち，不要になった代謝産物や有害物質を体外に排出する生理的な反応で，人間の生体としてのホメオスタシス（恒常性）を保ち，生きていくうえで欠くことのできない行為です．

　「排泄と交換」の領域（ドメイン）では，食物をエネルギーとして体内で使用した後，排泄物として体外へ排出する排泄機能と，再吸収しその物質を再び体内へ戻す交換機能のアセスメントをします．そのため，尿の生成過程にかかわる腎臓，膀胱，尿道の「排尿機能」，便の生成過程にかかわる大腸，直腸，肛門の「消化管機能」については，十分に理解する必要があります．

　さらに「外皮機能」「呼吸機能」も，この領域でみていきます．

　皮膚は代謝の最終産物である汗を分泌しており，ふだん私たちが意識しないで行っている呼吸も，肺機能が酸素を二酸化炭素にガス交換して排出している活動のため，「排泄と交換」としてとらえる必要があります．

　各機能のパターンをみるとき，私たち看護師は，関連する臓器の解剖学的な特徴や生理学的な機能，生化学のデータなどの医学的な知識を活用します．

　また，排泄は毎日の生活のなかで影響を受けやすいものです．たとえば何か特別な出来事があって食事の時刻や内容が変化したり，活動や睡眠の時間が変化したりすると，通常とは違って排泄が困難になることがあります．このような場合，その人なりの方法で可能なかぎりの調節を行って，従来の排泄パターンに合った排泄を営む努力をします．

　NANDA-I 看護診断では「排泄と交換」は領域3に分類され，「排尿機能」「消化管機能」「外皮機能」「呼吸機能」の4つの類（クラス）に分けられています．さらに，それぞれの類にはそれを判断する状態が示され，それが看護診断に結びつき，定義

として説明されています.

▶ 類（クラス）ごとのアセスメントのポイント

　アセスメントのポイントでは「排尿機能」「消化管機能」「外皮機能」「呼吸機能」の順で説明します. なお,「外皮機能」は現在, 採択された看護診断名がないため, この類については観察の視点だけを説明します.

　排泄とは, 体から老廃物や分泌物を排出する生理的反応をいいます. 前述したようにNANDA-I看護診断では, 排泄する経路ごとに4つの類に分けられています. ですから, 患者さんがもつ健康問題に対する反応をアセスメントするためには, 泌尿器系, 消化器系, 外皮系, 呼吸器系のそれぞれに関連している組織や臓器の機能をイメージしながら観察し判断する必要があります.

▌類（クラス）1　排尿機能

類の定義　尿の分泌, 再吸収, 排出のプロセス

　排尿のメカニズムは, 自律神経支配による不随意反応と体性神経支配による随意反応が関係しています.

　腎臓で生成された尿は尿管を通って膀胱に貯留されます. 尿の貯留とともに膀胱壁は伸展し, 膀胱内圧も上昇します. その情報が骨盤神経の知覚神経によって排尿中枢に伝達されると尿意を感じますが, 排尿はすぐには開始されません. 一方, 膀胱壁の伸展や膀胱内圧の上昇が腰髄・仙髄（排尿中枢）に伝達されると骨盤神経（副交感神経）が刺激され, 膀胱の排尿筋の収縮と内尿道括約筋の弛緩が反射的に起こります. 尿意が起こって排尿が可能な状態になったら, 排尿中枢から陰部神経に刺激が伝達されて外尿道括約筋が弛緩し, 排尿が開始されます. 排尿時は腹筋などの作用も加わって, 膀胱内圧がさらに上昇し, 1回量（約250～300mL）の尿がすべて排泄されます（図11）.

　この知識をふまえて, 次の内容を観察・判断します.

観察の視点：排尿機能

主観的データ	●本人が感じている排尿の規則性（回数, 量, 性状, 排泄時間） ●残尿感, 尿失禁, 尿閉, 排尿時痛などの自覚の有無
客観的データ	●排尿回数, 排尿の間隔 ●尿の色・性状 ●尿閉の有無 ●尿失禁の有無と程度 ●尿意の有無 ●残尿の有無 ●検査結果の値（簡易尿検査, クレアチニン, BUN） ●泌尿器系の画像検査（各種X線検査, エコー検査） ●排尿状態に影響を及ぼす治療・処置の内容（内服薬, 注射, 輸液） ●排尿状態に影響を及ぼす生活状態

　尿失禁の事実を確認したら，どのような状態で失禁が起こるのか，本人が自覚している状態を詳しく確認していきます．

　それぞれの看護診断の定義をイメージした次のようなインタビューをしてみます．

🎤 INTERVIEW

「失禁」に関するインタビュー
- ●「あっ」と思ったときに，すでに失禁していますか．
- ●失禁していることを自分でわかっていますか．
- ●尿意を感じるけれど，トイレに行く前に失禁していますか．
- ●排尿を我慢しすぎたときに失禁していますか，または失禁しそうになりますか．
- ●「くしゃみ」など腹圧がかかったときに失禁していますか．
- ●いつも同じようなお腹の張りがあるときに失禁していますか．

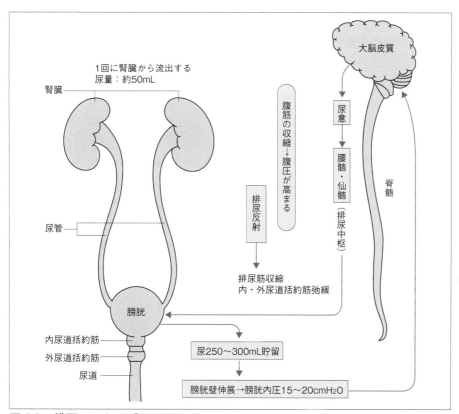

図11 排尿のメカニズム

類（クラス）2 消化管機能

類の定義 消化の最終産物の吸収と排出のプロセス

　「消化管機能」では，排便のメカニズムを知る必要があるため，それを確認しましょう．

　大腸には，水分を吸収して便を形成する機能があり，便が直腸に送られると，直腸が伸展し直腸内圧が上昇します．その情報が骨盤神経の知覚神経によって排泄中枢に伝達されると便意を感じますが，排便はすぐには開始されません．一方，直腸壁の伸展や直腸内圧の上昇が腰髄・仙髄（排便中枢）に伝達されると骨盤神経（副交

感神経)が刺激され，直腸の蠕動運動と内肛門括約筋の弛緩が反射的に起こります．

　便意が起こって排便が可能な状態になったら，排便中枢から陰部神経に刺激が伝達されて外肛門括約筋が弛緩し，腹筋なども作用して腹圧が上昇し，便が排泄されます(図12)．

　このように，排便のメカニズムも排尿と同様に，自律神経支配による不随意反応と体性神経支配による随意反応が関係しています．

　これらの知識をふまえて，次の**"観察の視点"**の内容を観察します．

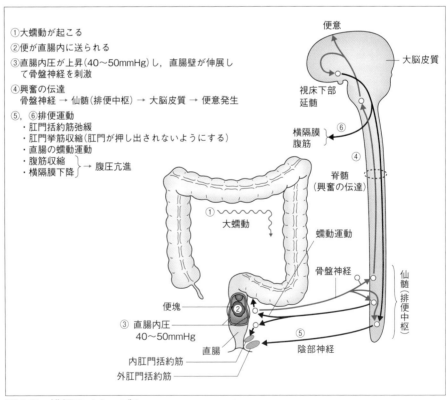

図12　排便のメカニズム

観察の視点：消化管機能

主観的データ	●本人が感じている排便の規則性（回数, 量, 性状, 排泄時間） ●便意の自覚の有無, 残便感・便秘の自覚の有無, 排便時痛の有無, 腹部膨満感の有無
客観的データ	●排便回数, 排便の間隔, 便の色・性状 ●便秘の有無, 排便時痛の有無 ●便失禁の有無と程度 ●便意の有無, 残便感の有無 ●排便を促す薬物の使用の有無 ●腸の蠕動の状態, 腹部膨満の有無 ●便検査（潜血反応, 虫卵検査, 細菌培養） ●消化器系の画像検査（各種X線検査, エコー検査, 内視鏡検査） ●排便状態に影響を及ぼす治療・処置の内容（内服薬, 注射, 輸液） ●排便状態に影響を及ぼす生活状態

③

排泄と交換

　腹部膨満の状態などを観察する方法に触診があります．触診をするときは大腸の走行と直角になるように手を当てます（図13）．

　また，腸の蠕動の状態を確認するために腹鳴を聴診します．聴診をするときは腹部を4分割して，それぞれの部分に聴診器を当て（図14），聴診します．

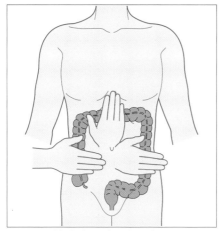

図13　触診時の手の当て方

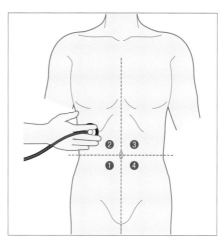

図14　聴診の順序

類（クラス）3　外皮機能

類の定義	皮膚からの分泌と排出のプロセス

　皮膚は無機塩類と水分を汗として排泄します．発汗は体温調節と関係しているため，発汗の量は気温や湿度の上昇で増加します．また，緊張する場面でも発汗は促進されます．

観察の視点：外皮機能

主観的データ	● 発汗の状態について，どのように認識しているか
客観的データ	● 皮膚の湿潤の有無と程度，皮膚の弾力・張り・滑らかさ・色，発汗の量

類（クラス）4　呼吸機能

類の定義	ガス交換および代謝の最終産物の除去のプロセス

　私たちは生命を維持するのに必要なエネルギーを代謝によって生み出しています．酸素（O_2）は代謝で利用され，二酸化炭素（CO_2）は代謝の過程で発生します．この二酸化炭素を排出し，再び酸素を取り込むのが「ガス交換」です．

　「呼吸機能」では，まずガス交換のメカニズムを確認してみましょう．

　ガス交換は主に肺胞で行われます．吸い込んだ空気（肺胞気）の酸素分圧は肺胞壁にある毛細血管血の酸素分圧より高いため，毛細血管血へと拡散します．また，二酸化炭素の分圧は大気（肺胞気）のほうが低いため，大気に拡散します（図15）．

　この知識をふまえて，次の"観察の視点"の内容を観察します．

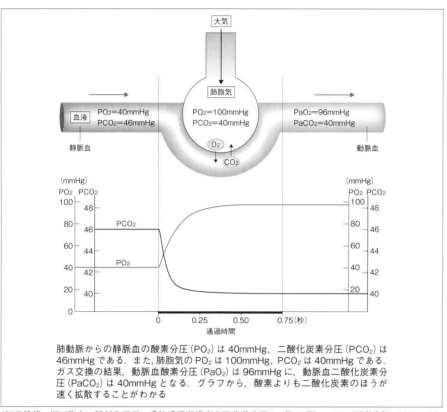

肺動脈からの静脈血の酸素分圧（PO_2）は40mmHg, 二酸化炭素分圧（PCO_2）は46mmHgである. また, 肺胞気のPO_2は100mmHg, PCO_2は40mmHgである. ガス交換の結果, 動脈血酸素分圧（PaO_2）は96mmHgに, 動脈血二酸化炭素分圧（$PaCO_2$）は40mmHgとなる. グラフから, 酸素よりも二酸化炭素のほうが速く拡散することがわかる

（坂井建雄, 岡田隆夫：解剖生理学. 系統看護学講座専門基礎分野1, 第11版, p.117, 医学書院, 2022. より許可を得て転載）

図15 肺胞におけるガス交換に伴うガス分圧の変化

観察の視点：呼吸機能

主観的データ	●本人が感じている呼吸の規則性（回数, リズム, 深さ, 息苦しさの有無） ●本人が考えて実践している調節方法
客観的データ	●呼吸状態（回数, リズム, 深さ）, 呼吸の種類, 呼吸音, チアノーゼの有無, 喘鳴の有無と程度, 排痰の有無と喀出状態 ●吸引の必要性の有無と頻度 ●血液検査（血液ガス分析） ●呼吸器系の画像検査（各種X線検査, 内視鏡検査）

チアノーゼは口唇，頬，口腔粘膜，舌などが暗赤紫色を呈する状態をいい，この暗赤紫色には酸素を運搬するヘモグロビンが関係しています．動脈血中のヘモグロビンが酸素と結合していればチアノーゼは出現しませんが，動脈血中のヘモグロビンが二酸化炭素と結合したままの状態だと暗赤紫色を呈します．

末梢の循環が不良のために静脈血の酸素欠乏で出現するチアノーゼを「**末梢性チアノーゼ**」といい，ガス交換などが不良のために動脈血の酸素欠乏で出現するチアノーゼを「**中心性チアノーゼ**」といいます．中心性チアノーゼは，動脈血の酸素飽和度の低下がみられます．

動脈血ガス分析は動脈中の酸素と二酸化炭素の濃度を「分圧（mmHg）」で示します．図 15 と表 14 の動脈血酸素分圧（PaO_2）と動脈血二酸化炭素分圧（$PaCO_2$）は，同様の数値を示しています．

つまり，動脈血ガス分析は「ガス交換」の状態を示す情報といえます．動脈血ガス分析は，侵襲が小さいのでよく用いられる検査です．

動脈血酸素飽和度（SaO_2）は動脈血中のヘモグロビンと酸素が結合している割合を示します．図 16 は酸素解離曲線です．図 16 のように酸素分圧（PO_2）が高いほど SaO_2 も高くなるため，肺におけるガス交換の状態を示すデータといえます．そして，SaO_2 に近い値を示すのが，経皮的酸素飽和度（SpO_2）です．

この類では，ガス交換を阻害する要因（表 15）をできるだけ具体的にイメージし

表 14　動脈血ガス分析の基準値

項目	基準値（年齢により，多少変動する）
動脈血酸素分圧（PaO_2）	80 〜 100mmHg
動脈血二酸化炭素分圧（$PaCO_2$）	35 〜 45mmHg
動脈血 pH	7.35 〜 7.45
動脈血重炭酸イオン濃度（$HCO_3{}^-$）	22 〜 26mmol/L
動脈血酸素飽和度（SaO_2）	96 〜 100%
塩基過剰（BE；Base Excess）	− 2 〜 ＋ 2mmol/L

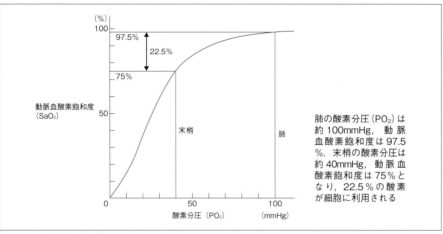

図16　酸素解離曲線

表15　ガス交換を阻害する要因

要因	状況	情報源
換気不良	・気管の狭窄・閉塞(気管の虚脱, アレルギー反応) ・呼吸抑制, 無呼吸	・呼吸音の聴取 ・画像検査の所見 ・呼吸回数, 呼吸の性状(深さなど) ・酸塩基平衡(動脈血ガス分析のデータ)
肺胞の異常	・肺実質の変化 　①肺胞面積の減少 　②肺実質の線維化	・画像検査の所見
血流不良	・肺動脈の閉塞 ・肺実質の硬化に伴う肺血管の収縮(肺性心)	・画像検査の所見

③

排泄と交換

て観察する必要があります.

酸塩基平衡（動脈血ガス分析データ）の変動と疾患を表 16 に示します.

表 16　酸塩基平衡（動脈血ガス分析データ）の変動と疾患

	$PaCO_2$	pH	HCO_3^-	疾患
呼吸性アシドーシス	↑	↓	↑	慢性閉塞性肺疾患
呼吸性アルカローシス	↓	↑	↓	過換気症候群

文　献

1 ）T. Heather Herdman，Shigemi Kamitsuru 編（上鶴重美訳）：NANDA-I 看護診断 − 定義と分類 2021-2023．原書第 12 版，医学書院，2021.
2 ）Sue Moorhead ほか編（黒田裕子ほか監訳）：看護成果分類（NOC）―成果測定のための指標・測定．原著第 6 版，エルゼビア・ジャパン，2018.
3 ）坂井建雄，岡田隆夫：解剖生理学．系統看護学講座専門基礎分野 1，第 11 版，医学書院，2022.
4 ）芦川和高監：ナースのための図解検査の話．学研メディカル秀潤社，2004.
5 ）崔　浩生：ナースのための図解病気の話．学研メディカル秀潤社，2002.
6 ）芦川和高監：ナースのための図解からだの話．学研メディカル秀潤社，2000.
7 ）黒江ゆり子編：専門分野 II 成人看護学．第 5 版，新体系看護学全書，メヂカルフレンド社，2014.

4 活動／休息
Activity/Rest

▶「活動／休息」とは

領域（ドメイン）の定義	エネルギー資源の産生，保存，消費，またはバランス

　この領域（ドメイン）は，「睡眠／休息」「活動／運動」「エネルギー平衡」「心血管／肺反応」「セルフケア」の5つの類（クラス）に分かれています．

　活動するためには，休息をとってエネルギー消費のための蓄えをすることが必要であり，活動と休息のバランスが保たれることで，翌日の準備ができるようになります．

　「活動」とは，『学研国語大辞典』（学研プラス）では「元気よく動き，ある働きをすること」とあり，『新明解国語辞典』（三省堂）では「（本来の領域で）そのものにふさわしい動き（働き）を見せること」となっています．これらから，人間の活動は目的をもった行動・動きであるといえます．

　また，「運動」という言葉を使う場合には，身体を鍛える，訓練するなど，上達やレベルアップをめざして活動することを意味します．

　睡眠や休息は活動するために必要であり，時間的・質的に満足が得られているかが疲労感と密接に関係し，QOL（生活の質）にも影響します．タイミングよく休むことは，疲労を回復し心身の活動を続けるために重要なことです．

　また，入院前は睡眠について時間的・質的になんら問題を感じていなかった人が，入院や治療による身体的・心理的・環境的変化により不眠になることがあります．さらに不眠が続くことによって，精神的な障害が生じる場合もあります．

　人間の基本的欲求の視点から「活動／休息」をみると，ADL（日常生活動作）およびセルフケアに焦点がしぼられます．起きる，寝る，寝返りをうつ，移動する，座る，立つ，歩行する，更衣，洗面，入浴，食事行動，排泄行動，家事などです．

　すべての活動にはエネルギー消費が伴います．全身への酸素（O_2）の供給と二酸化炭素（CO_2）の排出がスムーズに行われないと，活動できません．循環・呼吸機能

が土台となって人間の活動／運動は営まれます.

他方で，エネルギーの供給機能に障害がなくても，精神的な気力・エネルギーがなければ行動にはつながらないということも起こってきます.

人間は常に変化，成長する存在です．気分転換のための活動がQOLと密接にかかわっており，そのための看護介入も求められています.

「活動／休息」についての大まかな**"観察の視点"**は，次のようになります.

観察の視点：活動／休息

主観的データ	●睡眠／休息の満足感（時間，質） ●活動に対する意欲の有無（現在の活動状態に対する思い，やりたいことができるか，疲労感） ●活動のための予備力についての自覚 ●セルフケアに対する意欲 ●気分転換について ●循環状態，呼吸状態に対する自覚（胸部の症状の自覚，不足していると感じること）
客観的データ	●日中，夜間の休息状態 ●どのような身体の動き，セルフケアが可能か 　　　0：完全に自立 　　　1：器具または装具の使用が必要 　　　2：介助，監視，教育のために他者の援助が必要 　　　3：他者の援助と器具や装具が必要 　　　4：全面的に依存，活動に参加しない ●活動時の表情（動きの拡大をはかろうとしているか，気力が減退しているのか） ●活動内容は日常生活のセルフケア中心か，気分転換のための活動もできているか ●循環や呼吸状態を表す数値的データ，フィジカルアセスメント（バイタルサイン，心拍出量，各組織での循環） ●環境（事故の危険など危害を及ぼすことはないか） ●妥当な活動量であるか

▶ 類（クラス）ごとのアセスメントのポイント

▌類（クラス）1　睡眠／休息

類の定義	眠り，休養，安静，リラクゼーション，無活動

人間の「睡眠／休息」とはどのようなものかを確認し，アセスメントしましょう．

①睡眠パターンは2つのタイプ（レム［REM：rapid eye movement］睡眠とノンレム睡眠）があり，交互に70〜110分の周期で規則的なパターンを示す（図17）．
　・**ノンレム睡眠**：脳の活動は規則的でゆっくり．規則的な呼吸で身体は動かないが，いびきをかく．段階を経て深い睡眠に入っていく．徐波睡眠ともいう．
　・**レム睡眠**：脳は活動している（活動睡眠の状態）．脳の血流は増加し，体温も上昇している．身体の大きな筋群は弛緩するが，眼球が動いたり，顔や指先がピクピクする．呼吸は不規則になったり，いびきが消えたりする．逆説睡眠ともいう．
②睡眠は人間の生理的ニーズの1つである．
　・睡眠のニーズは年齢や生活，病気などによって変化する．
　・その人に必要な睡眠時間や睡眠／休息のパターンは個別なものである．
　・健康な成人の通常の睡眠時間は6〜9時間である．
③睡眠のパターンの障害は患者さんの回復に悪影響を与える．
　・睡眠は身体機能の復旧の過程であり，RNAやタンパク質の合成は眠っているあいだに行われる．
　・注意力，学習能力，自我，自己の感覚などは睡眠により回復する．
④睡眠障害のタイプは大きくは「睡眠の中断」「入眠困難」「昼間の睡眠過剰」の3つに分けられる．複雑に絡み合うこともしばしばある．

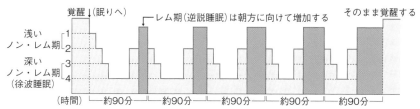

およそ7時間半の睡眠時間をもっている人は90分のサイクルが一晩のあいだに4〜5回ほど繰り返される
図17　睡眠のパターン

4

活動／休息

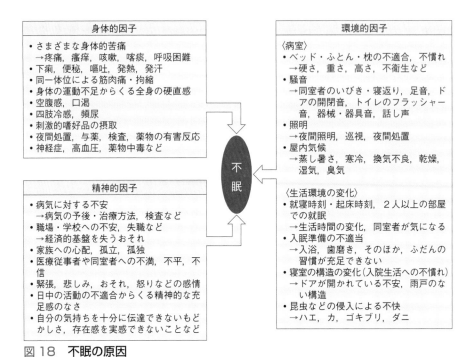

身体的因子

- さまざまな身体的苦痛
  →疼痛, 瘙痒, 咳嗽, 喀痰, 呼吸困難
- 下痢, 便秘, 嘔吐, 発熱, 発汗
- 同一体位による筋肉痛・拘縮
- 身体の運動不足からくる全身の硬直感
- 空腹感, 口渇
- 四肢冷感, 頻尿
- 刺激的嗜好品の摂取
- 夜間処置, 与薬, 検査, 薬物の有害反応
- 神経症, 高血圧, 薬物中毒 など

精神的因子

- 病気に対する不安
  →病気の予後・治療方法, 検査 など
- 職場・学校への不安, 失職 など
  →経済的基盤を失うおそれ
- 家族への心配, 孤立, 孤独
- 医療従事者や同室者への不満, 不平, 不信
- 緊張, 悲しみ, おそれ, 怒りなどの感情
- 日中の活動の不適合からくる精神的な充足感のなさ
- 自分の気持ちを十分に伝達できないもどかしさ, 存在感を実感できないことなど

環境的因子

〈病室〉
- ベッド・ふとん・枕の不適合, 不慣れ
  →硬さ, 重さ, 高さ, 不衛生 など
- 騒音
  →同室者のいびき・寝返り, 足音, ドアの開閉音, トイレのフラッシャー音, 器械・器具音, 話し声
- 照明
  →夜間照明, 巡視, 夜間処置
- 屋内気候
  →蒸し暑さ, 寒冷, 換気不良, 乾燥, 湿気, 臭気

〈生活環境の変化〉
- 就寝時刻・起床時刻, 2人以上の部屋での就眠
  →生活時間の変化, 同室者が気になる
- 入眠準備の不適当
  →入浴, 歯磨き, そのほか, ふだんの習慣が充足できない
- 寝室の構造の変化(入院生活への不慣れ)
  →ドアが開かれている不安, 雨戸のない構造
- 昆虫などの侵入による不快
  →ハエ, カ, ゴキブリ, ダニ

不眠

図18　不眠の原因

　不眠の原因を考えてみると, 図18のようになります.

　「睡眠／休息」についての主観的データや客観的データは, 次のような内容を観察することにより, アセスメントから適切な看護診断につながります.

観察の視点：睡眠／休息

主観的データ	● 睡眠時間
	● 寝つきのよさ
	● 入眠補助手段 (薬物, 儀式など) の有無
	● 何時ごろから何時ごろまでふとんに入っているか
	● 熟睡感はあるか, 夢はみるか, 夜間・早朝の覚醒の有無
	● 眠りが足りない, 疲れているという訴え
	● つらさや悲しみ, いらいらがあるか
	● くつろぐ時間はとれているか
	● 環境 (入院生活, 人, 騒音) に慣れたか

客観的データ	● 夜間の睡眠状態
	● 継続した睡眠がとれている様子か
	● 治療の進行状況と結果，悩みごとの有無
	● カテーテル類の使用の有無
	● 日中の過ごし方
	● ボーッとしていたり，反応が鈍いか
	● 病室環境（騒音，採光，日光，温度，湿度）
	● 薬物療法の有無やアルコール摂取の有無
	● 急性の混乱，幻覚やせん妄，認知症の有無

　患者さんから「疲れる」という言葉が聞かれたり，睡眠／休息に不満がある，明らかに睡眠の障害がある，とわかった場合には，その原因や関連因子を探ることになります．次のデータをアセスメントの参考にしてください．

Point　「睡眠／休息」のアセスメントのポイント

● 一過性であるか，長期に及びそうか．
● 通常の睡眠のとり方，状態と満足感．
● 望ましいリズムやパターンでの睡眠／休息．
● 通常の休息のとり方，状態と満足感．

●類（クラス）2　活動／運動

類の定義	身体の一部を動かすこと（可動性），仕事をすること，または大抵（常にではなく）負荷に対して行動すること

　「活動／運動」では，四肢体幹の動き，その人の活動／運動の状態，ライフスタイルとして，何ができて何ができないか，何はできそうかを考慮し，看護診断名を選択します．「活動／運動」のレベルが上がっていけば看護診断名も変えられるようになっていて，患者さんの目標の設定や看護介入の方法に個別性をもたせることができます．

4
活動／休息

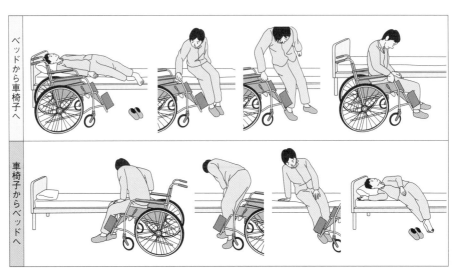

図19　移乗動作（片麻痺患者の「ベッド↔車椅子」の移乗動作）

　観察では，ベッド上で動くのが精いっぱいなのか，移乗動作（図19）はできるのか，車椅子の操作はできるのか，歩行状態はどうかなど，現在の活動範囲，移動能力，歩行能力，思考や認識する力を見定めることが，活動状態の把握の第一歩になります．

　その場合，身体所見として徒手筋力テスト（図20）や握力測定などで現在残されている筋力のデータをとり，患者さんの状態を把握する必要があります．神経・運動器系の障害なのか，認知症により行動できないのかによって，看護診断名は異なってくるため，原因・関連因子の見極めは重要です．

　活動するとき，または日常生活を送るうえで，どのような動きに困っているかを観察します．何かをしようとしても四肢が十分に動かない状態になってしまっていることがあります．動きが，どこかぎくしゃくしている状態で，かなり幅広い状況があります．具体的には，整形外科的な筋肉・関節・骨の障害や，麻痺，外傷のために，関節可動域（図21）が狭まったり，四肢の協調した運動ができにくい状態にあるといえます．

　そこで注意してほしいのは，ベッド上で動けるか，ベッドから降りられるか，椅子に腰かけられるか，ベッドに上がることができるかなど，まず患者さんの動作を

三角筋
C5-6, 腋窩神経支配

坐位で上肢を側方へ挙上
させ抵抗を加える．ただ
し体幹より30〜75°のあ
いだでみる

大胸筋
C5-8, (Th1), 前胸神経支配

仰臥位で上腕を側方へ水平に
あげた位置で内転を命じる

僧帽筋
C3-4, 副神経支配

坐位で肩を挙上させ
抵抗を加える

僧帽筋
C3-4, 副神経支配

坐位で肩を後方に突き
出させ抵抗を加える

上腕二頭筋
C5-6, 筋皮神経支配

坐位で前腕を回外させて肘を
屈曲させ抵抗を加える

上腕三頭筋
C(6)-8, 橈骨神経支配

坐位で前腕を屈曲位から
伸展させ抵抗を加える

大腿四頭筋
L2-4, 大腿神経支配

坐位で下腿に抵抗を加えて膝
を伸展させる

腸腰筋
L1-3, 大腿神経支配

膝屈曲位で仰臥させ90°に曲げた
股関節をさらに屈曲させ，抵抗を
加える

大腿内転筋群
L2-4, 閉鎖神経支配

膝伸展位で側臥させ，下方の肢を内転させ
抵抗を加える．上方の肢は検者が保持する

膝屈筋群
L4-6, S1-2, 坐骨神経支配

腹臥位で，抵抗を加えながら膝を
屈曲させる

腓腹筋
L(5), S1-2, 脛骨神経支配

腹臥位で，足部を底屈させ抵抗を
加える

中・小殿筋および大腿筋膜張筋
L4-5, S1, 上殿神経支配

下肢伸展位で側臥させ，抵抗を加えながら
上方の肢全体を外転（上にあげる）させる

ダニエルズ（Daniels）による6段階評価法					筋力に対応する訓練法
正常	normal	N	5	強い抵抗を加えても，なお重力に抗して全可動域が完全に動く	筋機能再教育，低周波刺激
優	good	G	4	中等度の抵抗を加えても，なお重力に抗して全可動域が完全に動く	筋機能再教育，筋電図バイオフィードバック
良	fair	F	3	抵抗を与えなければ，重力に抗して全可動域に動く	介助自動運動
可	poor	P	2	重力を除けば全可動域が完全に動く	他動運動
不可	trace	T	1	関節は動かないが，筋収縮は認められる	抵抗他動運動
ゼロ	zero	O	0	筋収縮がまったく認められない	抵抗他動運動

＊運動範囲の1/2以下しか動かせないときは，下の段階の表示にプラス符号をつけて記録（F⁺，3⁺など）

＊運動範囲の1/2以上動かせるが最終までは動かせない場合は，その段階の表示にマイナス符号をつけて記録（P⁻，2⁻など）

図20 徒手筋力テスト（MMT）

部位名	運動方向	参考可動域角度(°)	基本軸	移動軸	測定部位および注意点	参考図
肩甲帯	屈曲	20	両側の肩峰を結ぶ線	頭頂と肩峰を結ぶ線		
	伸展	20				
	挙上	20	両側の肩峰を結ぶ線	肩峰と胸骨上縁を結ぶ線	背面から測定する	
	引き下げ（下制）	10				
肩（肩甲帯の動きを含む）	屈曲（前方挙上）	180	肩峰を通る床への垂直線（立位または坐位）	上腕骨	前腕は中間位とする 体幹が動かないように固定する 脊柱が前後屈しないように注意する	
	伸展（後方挙上）	50				
	外転（側方挙上）	180	肩峰を通る床への垂直線（立位または坐位）	上腕骨	体幹の側屈が起こらないように，90°以上になったら前腕を回外することを原則とする	
	内転	0				
	外旋	60	肘を通る前額面への垂直線	尺骨	上腕を体幹に接して，肘関節を前方90°に屈曲した肢位で行う 前腕は中間位とする	
	内旋	80				
	水平屈曲	135	肩峰を通る矢状面への垂直線	上腕骨	肩関節を90°外転位とする	
	水平伸展	30				
肘	屈曲	145	上腕骨	橈骨	前腕は回外位とする	
	伸展	5				
前腕	回内	90	床への垂直線	手指を伸展した手掌面	肩の回旋が入らないように肘を90°に屈曲する	
	回外	90				

図 21　関節可動域および測定法（上肢）

部位名	運動方向	参考可動域角度(°)	基本軸	移動軸	測定部位および注意点	参考図
手	屈曲(掌屈)	90	橈骨	第2中手骨	前腕は中間位とする	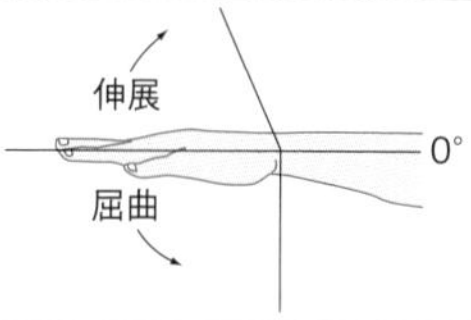
	伸展(背屈)	70				
	橈屈	25	前腕の中央線	第3中手骨	前腕を回内位で行う	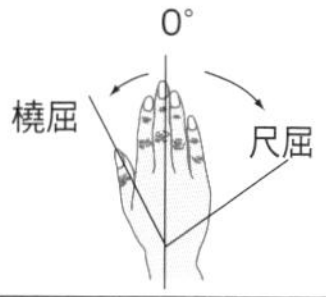
	尺屈	55				

（日本整形外科学会・日本リハビリテーション医学会関節可動域合同委員会，1995 より一部抜粋）

図21（つづき）

細かく分析することです．そうすることで，患者さんの具体的な目標に近づけることができます．

　「活動／運動」では，次のような観察がアセスメントの参考になります．

観察の視点：活動／運動

主観的データ	●自身の移動・移乗能力に対する評価 ●セルフケアや活動そのものに対する満足度 ●つらい姿勢，楽な姿勢 ●移動や移乗，歩行中の事故につながりかねない場面との遭遇体験 ●めまいや立ちくらみ ●脱力，限定された可動域，ふるえ，けいれん ●活動の重要性の認識 ●苦痛や身体の変化の訴え

客観的データ	●中枢神経，筋肉・骨格，脳神経や感覚器，認知レベル
	●四肢の機能や筋力，関節可動域の状態
	●義手，義足，つえ，めがね（コンタクトレンズ）などの補装具
	●活動やセルフケアに対する意欲，表情
	●体位変換の可否
	●移動の可否
	●歩行（上り坂・下り坂，階段，障害物を越えられるか）
	●車椅子の操作（高さの違う平面での移乗，縁石の越え方，上り斜面や下り斜面での操作，トイレや浴室などの狭い室内での操作や移乗）
	●ふらつきなどの有無，歩行の安定性
	●セルフケアの範囲
	●外傷やそのほかの害を与える環境，住環境ではないか（危険なものがベッドサイドやベッド上にないか）
	●知識（移動・移乗・活動の方法，運動の必要性）の有無
	●安静による合併症（見当識障害，褥瘡，気道内分泌物，便秘，血栓，尿閉，関節可動域の縮小，起立性低血圧）の危険
	●トレーニング資源

データ収集のために，次のような患者さんへのインタビューが有効になります．

🖋 INTERVIEW

「活動／運動」に関するインタビュー

● 今できているセルフケアの状態に満足していますか．

● つらい姿勢，楽な姿勢はありますか．

● 移動や移乗，歩行をしているときに，ヒヤッとしたことや危ないと感じたことはありますか．

● めまいや立ちくらみがしたことはありますか．

● 力が入らない，動きが悪い，ふるえやけいれんがある，などという経験はありますか（部位，時間，どんなとき）．

類（クラス）3　エネルギー平衡

類の定義　資源の摂取と消費のダイナミックな調和状態

「エネルギー平衡」は，人は身体的な機能や能力が備わっていれば活動できるというわけではなく，その人の活動源となるエネルギーを生み出している心や精神（魂），身体のバランスのよい状態が存在してこそ活動できる，という概念に基づいています．患者さんが何か不安を抱えていたり痛みがあったりしてエネルギーがわいてこない状況にある場合に「エネルギー平衡が保たれていない」という解釈になります．適切に活動できる状態とは，エネルギーが平衡を保っている状態であると考えられます．

患者さんのエネルギー源，エネルギー平衡に関する情報として，生活スタイル，価値観，趣味，取りまく人間関係や家族，支えになる親しい人は誰か，それらの人たちからみた本人の様子，認知力，精神の健全性についての情報などが必要です．

「エネルギー平衡」についての大まかな観察の視点は次のようになります．

観察の視点：エネルギー平衡

主観的データ	●「力（エネルギー）がない・出ない」「疲れた」などの訴えの有無 ●活動・運動に対する思い ●食欲の減退につながる言葉の有無 ●気力，体調全般について感じていること ●家族や支えになる人への思い ●仕事や役割に対する思い
客観的データ	●ぐったりしている，やる気が起こらない，活動的である． ●家族や支えになっている人や親しい人からみた，患者さんの活動状態に対する印象 ●心の安寧が得られているようにみえるか． ●体重の減少（1か月に5％以上ではないか） ●運動の方法・量 ●認知症の有無

④

活動／休息

類（クラス）4　心血管／肺反応

類の定義　活動／休息を支える心肺メカニズム

　活動するためには，活動する身体の組織の隅々にまで，酸素をはじめとするさまざまな物質を運搬する必要があります．ここでは，そのための心肺機能に焦点をしぼっています．心肺機能が正常にはたらいていなければ，エネルギーを供給し老廃物を回収できないため活動は困難である，という視点です．活動のための循環機能や呼吸機能の問題について，細かい状態（とくに客観的データ）を十分に把握し，その人の循環／呼吸状態に合った看護診断をします．

　これらの観察の前提となる基本的な知識として，心音聴診領域と心音発生部位を図22に，肺機能検査の基準値を表17に，一般的な呼吸音聴取法を図23に示します．

　参考として，心原性ショックの診断基準を表18に，心拍出量と換気量の基準値を表19に，4大ショックの原因と病態生理を図24に示します．

　また，腎機能の低下から腎不全を引き起こす場合もあります（表20～22）．特定の部位に病変や障害があることで，動脈血や静脈血の断絶が起こり，物質の交換ができなくなるために，このような状態になります．

　人工呼吸器を装着する治療によって回復した人が，呼吸器をはずして自力での呼吸に戻そうとするときに，器械に依存した呼吸に慣れている肺胞や呼吸筋や横隔膜の機能が，すぐには自力での呼吸に適応できない状態になります．ウィーニングがうまくいかない状態です（表23，表24）．

　「心血管／肺反応」に関する看護診断に結びつく情報収集の視点を，次の**"観察の視点"**（p.87）にあげます．この類については，**表5**（p.38）と**表6**（p.39-41），**表25**（p.86）を参照しながら客観的データをとり，判断に結びつけてください．

表17 肺機能検査の基準値

項目	数値
％肺活量	80％以上
1秒率（時間肺活量）	
若年者	80％以上
高齢者	70％以上

＊年齢, 性, 身長による肺活量を100％として比較したもの

（木村謙太郎ほか監：Nursing Selection1 呼吸器疾患. 学研メディカル秀潤社, 2011. を参考に作成）

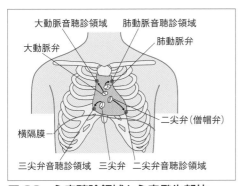

図22 心音聴診領域と心音発生部位

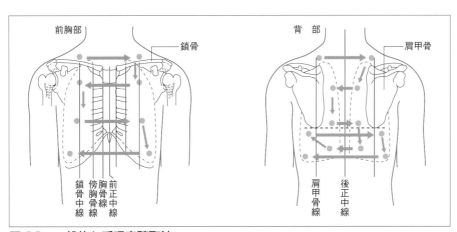

図23 一般的な呼吸音聴取法

表18　心原性ショックの診断基準

①収縮期血圧 90mmHg（Torr）以下，または前値より 30mmHg 以上の低下
②血液量減少の所見
　　a．乏尿（20mL/ 時以下）
　　b．意識障害
　　c．末梢血管収縮（冷たく湿潤した皮膚）
　注）疼痛，迷走神経反射，重症不整脈，薬物・出血による血圧低下は除く

〔米国 National Heart, Lung, and Blood Institute の心筋梗塞研究班（MIRU）による診断基準より改変〕

表19　心拍出量と換気量の基準値

1回心拍出量	健康成人で 60 ～ 70mL/ 回（正常では右心室と左心室で等しい）
心拍出量	通常 1 分間に左心室から送り出される血液の量 成人男性で 5 ～ 6L/ 分
1回換気量 （1回呼吸量）	特別の努力をしない 1 回の呼吸運動で吸入および呼出するガスの量 成人で安静時 400 ～ 600mL
換気量	一般には 1 回換気量を指す．深く吸い込むことができる最大量を予備吸気量（IRV）といい，1,800 ～ 2,000mL である この最大吸気の状態から最大呼気によって呼出される量が肺活量（VC）で，3,000 ～ 4,000mL である

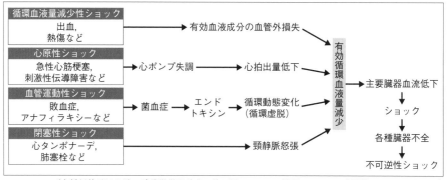

（大橋優美子ほか監：看護学学習辞典．第3版，p.1150，学研メディカル秀潤社，2008．より引用）

図24　4大ショックの原因と病態生理

表20　腎機能検査

項目	数値		
	基準値	単位	方法
腎血流量（RBF）	男　1,166 ± 256 女　　940 ± 180	mL/分/1.73m^2	パラアミノ馬尿酸クリアランス（C$_{PAH}$）
腎血漿流量（RPF）	男　　654 ± 163 女　　592 ± 153	mL/分/1.73m^2	
糸球体濾過量（GFR）	男　　124 ± 26 女　　109 ± 14	mL/分/1.73m^2	イヌリンクリアランス（Cin）
濾過率（FF）	0.18 ～ 0.22	GFR/RPF（筋肉量により異なる）	
血中尿素窒素（BUN）	8 ～ 20	mg/dL	
血清クレアチニン（Cr）	男　0.8 ～ 1.2 女　0.6 ～ 0.9	mg/dL	
クレアチニンクリアランス（CCr）	80 ～ 120	mL/分	

（竹田津文俊監：検査値ミニノート．学研メディカル秀潤社，2013．を参考に作成）

④

活動／休息

表21 急性腎不全の原因

腎前性急性腎不全	● 体液量減少：消化管液の喪失（下痢, 嘔吐）, 出血, 多尿（利尿薬など）, 熱傷 ● 有効循環血漿量減少：ネフローゼ症候群, 膵炎 ● 心拍出量減少：心筋梗塞, 心タンポナーデ ● 末梢血管拡張：敗血症, アナフィラキシーショック ● 腎血管収縮：非ステロイド性抗炎症薬（NSAIDs）, 肝腎症候群
腎性急性腎不全	● 血管炎, 糸球体病変：急速進行性糸球体腎炎, 結節性多発動脈炎, ループス腎炎, 溶血性尿毒症症候群, 悪性高血圧, 播種性血管内凝固症候群（DIC）, コレステロール塞栓症 ● 急性間質性腎炎：薬物性腎炎（ペニシリン, 非ステロイド系抗炎症薬など, あらゆる薬物）, 急性腎盂腎炎, 特発性腎炎 ● 急性尿細管壊死を伴うもの 　・虚血性：出血, ショック, 外傷後, 熱傷 　・腎毒性：抗生物質（アミノグリコシド系）, 抗悪性腫瘍薬（シスプラチン）, 水銀, 造影剤 　・ミオグロビン尿症（横紋筋融解症, クラッシュシンドローム）
腎後性急性腎不全	● 尿管の閉塞（後腹膜線維症, 悪性腫瘍の骨盤腔内浸潤） ● 膀胱・尿道の閉塞（膀胱がん, 前立腺肥大, 前立腺がん）

表22 慢性腎不全の病期分類

病期	腎機能	臨床所見
Ⅰ期 腎予備力の低下 (diminished renal reserve)	糸球体濾過値（GFR）の低下は基準の50％まで	内部環境の恒常性は代償されている．血中尿素窒素（BUN）も基準値内を示す
Ⅱ期 腎機能不全 (renal insufficiency)	GFRは50〜30％まで低下尿濃縮力低下	軽度の高窒素症，軽度の貧血も出現 夜間尿の出現．ささいな脱水・感染・手術などのストレスで容易に悪化
Ⅲ期 非代償性腎不全 (renal failure)	GFRは30％以下	高窒素症・貧血は高度となる．高カリウム血症，高リン血症，低カルシウム血症，アシドーシスなど電解質異常の出現
Ⅳ期 尿毒症(uremia)	GFRは10〜5％以下	上記に加えて，消化器系，神経系，心血管系の異常も出現してくる

(W.D. Seldin, et al：Consequences of renal failure and their management．Diseases of the kidney［M. B.Strauss, et al ed］，Little, Brown, Boston, p.195，1963．より引用)

表23 人工呼吸器の適応基準

項目	数値
呼吸数	5回／分以下，40回／分以上
酸素吸入下の 　PaO$_2$ 　PaCO$_2$ 　1回換気量 　肺活量	 60mmHg 以下 50mmHg 以上 150mL 以下 500mL 以下

(木村謙太郎ほか監：Nursing Selection1 呼吸器疾患．学研メディカル秀潤社，2011．を参考に作成)

表24　ウィーニング開始の目安

項目	数値
自発呼吸数	25回/分以下
1回換気量	250〜300mL/回（5mL/kg）以上
分時換気量	100mL/kg以上
動脈血ガス分析 　PaO$_2$ 　PaCO$_2$ 　最大吸気圧 　肺活量	（FiO$_2$ 0.40の状態） 60mmHg以上 45mmHg以下 －20cmH$_2$O以下 10mL/kg以上

表25　血液に関する基準値

項目	基準値
赤血球（RBC）	男性　410〜530×10^4/μL 女性　380〜480×10^4/μL
血色素量（ヘモグロビン）	男性　13.5〜17.6g/dL 女性　11.3〜15.2g/dL
血球容積値（ヘマトクリット）	男性　36〜48% 女性　34〜43%
赤血球恒数（ウイントローブの平均恒数） 　平均赤血球容積（MCV） 　平均赤血球血色素量（MCH） 　平均赤血球血色素濃度（MCHC）	 83〜93fL 27〜32pg 32〜36%
網状赤血球	男性　2〜27% 女性　2〜26%
白血球	男性　3.9〜9.8×10^3/μL 女性　3.5〜9.1×10^3/μL
血小板（栓球）	男性　13.1〜36.2×10^4/μL 女性　13.0〜36.9×10^4/μL
血漿 　比重 　血漿タンパク 　アルブミン	 1.024〜1.029 6.7〜8.3g/dL 3.8〜5.3g/dL

観察の視点：心血管／肺反応

主観的データ	●日常生活での息苦しさや動悸の有無
	●咳払いや咳の可否
	●自力呼吸と人工呼吸とではどちらが楽に感じるか
客観的データ	●安静時・労作時の呼吸回数，吸気と呼気の長さ，喘鳴，呼吸筋の動き（努力様の呼吸かどうか），チアノーゼ
	●動脈血酸素分圧（PaO_2）
	●動脈血二酸化炭素分圧（$PaCO_2$）
	●動脈血酸素飽和度（SaO_2）
	●気管呼吸音，気管支肺胞呼吸音，肺胞呼吸音の聴取（ラ音の状態）
	●気道内分泌物の量・性状
	●乳幼児がベッド上で窒息する原因となる要素はないか
	●人工呼吸器をはずすと呼吸状態が悪化するか
	●心音，血圧，中心静脈圧，頸静脈の怒張，不整脈，心電図
	●虚血による症状の有無
	●心拍出量の減少（40％未満）
	●特定部位への血流断絶による疼痛（胸痛，腹痛）
	●呼吸困難，冷感，乏尿や無尿，腹鳴，言語障害，麻痺など

④ 活動／休息

類（クラス）5　セルフケア

類の定義　自分の体や身体機能をケアする活動を実施する能力

　「セルフケア」は，内容的には，入浴，更衣，摂食，排泄の4つを中心に家事も含まれます．セルフケア不足の原因には病気や障害の程度も含めて個別性があり，段階的にアプローチしていく必要があります．

　そのためには，一連の行動の流れをみて，現在はどこまでできているか，できないのは何が障害になっているかを観察することが大切です．1ランク上の具体的な目標設定や，目標達成のための取り組みをしやすくするために，現在できることを見極めることが肝心です．**"観察の視点"**を次にあげます．

観察の視点：セルフケア

主観的データ	● 現在の整容，摂食，清潔，排泄についての考えと，行う意思の有無 ● 四肢の痛みや知覚 ● 自立度の割合
客観的データ	● 認知症 ● 精神障害 ● 筋・骨格系，神経筋系の障害 ● 知覚障害，疼痛 ● 環境による障壁（洗面所，台所，浴槽，トイレ，水源） ● 衣服の着脱ができるか，道具や物品類は使えるか ● どのような身体の動き，セルフケアが可能か（p.77-78 の「観察の視点：活動／運動」参照）

文　献

1）江本愛子編著：実践ロイ理論─活動と休息．アクティブ・ナーシング，講談社，2004．

2）June M. Thompson ほか編（石川稔生ほか監訳）：看護診断．クリニカルナーシング 1，医学書院，1991．

3）古橋洋子監：患者さんの情報収集ガイドブック．第 2 版，メヂカルフレンド社，2010．

4）Marjory Gordon（野島良子監訳）：ゴードン看護診断マニュアル─機能的健康パターンに基づく看護診断．原書第 11 版，医学書院，2010．

5）Sue Moorhead ほか編（黒田裕子ほか監訳）：看護成果分類（NOC）─成果測定のための指標・測定．原著第 6 版，エルゼビア・ジャパン，2018．

6）Marion Johnson ほか編（藤村龍子監訳）：看護診断・成果・介入─ NANDA，NOC，NIC のリンケージ．第 2 版，医学書院，2006．

7）Howard Butcher ほか（黒田裕子ほか監訳）：看護介入分類（NIC）．原著第 7 版，エルゼビア・ジャパン，2018．

8）T. Heather Herdman，Shigemi Kamitsuru 編（上鶴重美訳）：NANDA-I 看護診断 − 定義と分類 2021-2023．原書第 12 版，医学書院，2021．

9）大橋優美子ほか監：看護学学習辞典．第 3 版，p.1150，学研メディカル秀潤社，2008．

10）木村謙太郎ほか監：Nursing Selection1 呼吸器疾患．学研メディカル秀潤社，2011．

5 知覚／認知
Perception/Cognition

▶「知覚／認知」とは

領域（ドメイン）の定義	注意，見当識，感覚，知覚，認知，コミュニケーションを含む，人間の処理システム

　「知覚／認知」では，ヒトの情報処理システムに関する看護診断を行います。

　触覚・味覚・嗅覚・視覚・聴覚・運動覚などをとおして受けとめた刺激や情報を認識できるか，認識した情報を記憶し，統合し，学習・思考し，問題解決のための判断を行えるか，また，言語・非言語的に情報を発信し，受けとれるかなど，人としての高次な機能的状態についての看護診断を行います。

　さらに身体機能的状態以前に準備状態としての，まわりに注意をはらったり感じとったりすることのできる精神的状態であるかについての看護診断も含まれます。

▶ 類（クラス）ごとのアセスメントのポイント

　「知覚／認知」の領域（ドメイン）は，「注意」「見当識」「感覚／知覚」「認知」「コミュニケーション」の5つの類（クラス）に分けられています。

　人が刺激をどのように受けとめているかは，全身（とくに脳神経系，感覚器・運動器系）のフィジカルアセスメントにより，刺激に対する身体的反応・反射が正常かを観察すると同時に，質問に対する応答の適切さを確認することが重要です。身体の反応・言動に加えて，表情や感情表現も観察します。精神面の障害が生じたために，その反応が現れたのかどうかも併せて観察する必要があるからです。

　脳の損傷，脳血管障害の部位によっては，意識障害を起こしたり，注意が散漫になる，または偏る，認知症様の症状がみられ，言動が一致しない，コミュニケーションがとれない，などの障害がみられることがあります。脳の実質に変化が生じた場合には，短期記憶が失われたり，言動が一致しなかったり，運動パターンに一定

の傾向やその人独特のものがみられたりすることも起こってきます．障害された部位と症状とが合致しているかどうかの確認が重要です．

患者像をイメージするとすれば，脳神経系，感覚器系，精神面での障害があるような人と，意識レベルは問題ないようですが，知識や認識の面に課題があり問題行動に陥ってしまっている人という2つのタイプに分けられるでしょう．また，そのどちらの要素も併せもっている患者さんもいるといえそうです．

このように「知覚／認知」の領域では，意識レベルは正常で情報の受けとめや発信ができていても，知識・認識が不正確であったり，間違っていたりするために起こる人間の反応についての看護診断も含まれることになります．

次のような観察が，アセスメントの参考になります．

観察の視点：知覚／認知

主観的データ	●ものの見え方や聞こえ方など，視覚，聴覚，味覚，嗅覚，触覚，運動覚についての感じ方 ●人，場所，日付や時間，環境に対する認識 ●気分，最近の記憶，短時間の前の記憶についての疑問の有無 ●コミュニケーションについての思い，そのほか気になっていること
客観的データ	●空間の認知，意識レベル ●感覚器系，神経系，脳神経系のフィジカルアセスメント ●質問に対する答え方や表情，応答の的確さ，感情の表れ方 ●運動・行動は合目的的か ●物忘れ，パーソナリティの変化，睡眠の状態 ●コミュニケーションの特徴

類（クラス）1　注意

類の定義	気づいたり観察したりする精神的なレディネス

「注意」という類での看護診断名は「半側無視」です．定義は「身体および付随する環境への感覚反応や運動反応，心的表象，空間性注意に障害のある状態．片側

への不注意と反対側への過剰な注意を特徴とする．左半側無視のほうが右半側無視よりも重症で長期化する」となります．これは知覚の状態に関する看護診断名です．脳の損傷などを含めて脳神経系に障害があり，視覚・視野の欠損が起こるために半側への注意がいかず，結果的に日常生活に影響が生じている状態です．

　ものの見え方は正常か，左右差はあるか，欠損の有無，どのように見えるか，などについてアセスメントします．日常の行動も観察し，視野全体への注意力はあるか，自分の視力・視野を意識して行動しているか，患側（半側）への不注意が生じている様子がないかを観察します．

　具体的には，次の内容を参考にアセスメントしてください．

観察の視点：半側無視

主観的データ	●左右の眼での見え方の相違 ●見えないときがある ●つまずく，ぶつかるなどの経験 ●テーブルや机にあるものに気づかず，倒したり落としたりすることがある
客観的データ	●周囲への注意のはらい方，患側への注意のはらい方 ●身づくろいに不自然な偏りや部分的な抜け落ち ●患側（半側）からの視覚刺激に気づいて避けるなどの対応 ●ものを書くときの紙面の使い方

類（クラス）2　　見当識

類の定義　　時間，場所，人についての認識

　「見当識」は『広辞苑』（岩波書店）には「時間や場所など今自分がおかれている現実の状態をきちんと把握すること」とあり，指南力，見当感ということです．看護では，時間と場所のほかに人も含め，それらに関連した周囲の認識という意味で使っています．

　時間と場所，人を正しく認識するには，自然環境や物理的環境，人物からのたくさんの刺激を差別化して知覚／認知しようとする力が必要です．それらの刺激を知

5

知覚／認知

覚／認知できない状態になった場合に見当識障害が起こります．

　原因となる身体的障害としては脳神経系障害，多発性脳梗塞，アルツハイマー病など認知に影響を与える疾患のほか，パーキンソン病やアルコール依存症があります．また，認知症など脳の器質的障害からくる精神障害が原因で，記銘力障害，見当識障害が持続して状況認識が混乱している状態があります．

　"観察の視点"を次にあげます．

観察の視点：見当識

主観的データ	● 自分の名前，住所，生年月日に対する認識 ● 現在の日付や自分のいる場所に対する認識 ● めざしている目的地や，行動の目的の把握の程度 ● 家族や身近な人の識別 ● 食事を済ませたかどうかについての記憶 ● 物の置き忘れ ● 物覚え
客観的データ	● 意識レベルの程度 ● 見当識障害・作話の有無 ● 質問（行動の目的など）に対する回答の的確度 ● 徘徊（目的がない，途切れることがない，同じ場所に移動・訪問する）の有無 ● 突然の外出と，それに伴う帰宅不能や行方不明の経験 ● 禁止された行動の繰り返し ● せん妄，興奮，奇声，睡眠障害

　これらのデータを収集するには，以下のような質問が有効です．

✎ INTERVIEW

「見当識」に関するインタビュー

- 名前，住所，生年月日を教えてください．
- 今日は何月何日ですか．
- 今いる場所はどこですか．
- これからどこへ行くのですか．
- （家族や身近な人について）誰か，わかりますか．
- 物をどこかに置き忘れて，困ったことがありますか．
- 最近，物覚えが悪くなったと感じることはありますか．

　見当識について観察するうえで基本的な知識となるものを参考にあげておきます．**改訂長谷川式簡易知能評価スケール**（HDS-R，図25）と**簡易知能検査**（MMSE）は記憶力障害や認知機能障害を簡便に評価できるスケールとしてよく用いられるものです．日常のなかで記銘力・見当識に障害を感じて受診した場合，このようなスケールで検査が行われます．また，認知症を発症する原因となりやすい疾患についても念頭においておくとよいでしょう（表26）．

　この類では，意識障害のスケールを2種類あげています．**ジャパン・コーマ・スケール**（JCS，3-3-9度方式，表27）は，呼びかけや痛みなどの刺激に対する覚醒

質問内容		配点
1　お歳はいくつですか？（2年までの誤差は正解）		0　1
2　今日は何年の何月何日ですか？何曜日ですか？ 　　（年，月，日，曜日が正解でそれぞれ1点ずつ）	年 月 日 曜日	0　1 0　1 0　1 0　1
3　私たちがいまいる所はどこですか？（自発的に出れば2 　　点，5秒おいて，家ですか？病院ですか？施設ですか？ 　　のなかから正しい選択をすれば1点）		0　1　2
4　これから言う3つの言葉を言ってみてください．あとで 　　また聞きますのでよく覚えておいてください．（以下の系 　　列のいずれか1つで，採用した系列に〇をつけておく） 　　1：a）桜　b）猫　c）電車 　　2：a）梅　b）犬　c）自動車		0　1 0　1 0　1
5　100から7を順番に引いてください．　（100−7は？　それ 　　からまた7を引くと？と質問する．最初の答えが不正解 　　の場合，打ち切る）	(93) (86)	0　1 0　1
6　私がこれから言う数字を逆から言ってください．（6-8-2， 　　3-5-2-9を逆に言ってもらう．3桁逆唱に失敗したら，打 　　ち切る）	2-8-6 9-2-5-3	0　1 0　1
7　先ほど覚えてもらった言葉をもう一度言ってみてくださ 　　い．（自発的に回答があれば各2点，もし回答がない場合， 　　以下のヒントを与え正解であれば1点） 　　a）植物　b）動物　c）乗り物	a：0　1　2 b：0　1　2 c：0　1　2	
8　これから5つの品物を見せます．それを隠しますので何 　　があったか言ってください．（時計，鍵，タバコ，ペン，硬 　　貨など必ず相互に無関係なもの）		0　1　2 3　4　5
9　知っている野菜の名前をできるだけ多く言ってください． 　　（答えた野菜の名前を右欄に記入する．途中で詰まり， 　　約10秒間待っても答えない場合にはそこで打ち切る） 　　0〜5＝0点，6＝1点，7＝2点，8＝3点，9＝4点， 　　10＝5点		0　1　2 3　4　5
満点：30点　20点以下：認知症　21点以上：非認知症	得点合計	

図25　改訂長谷川式簡易知能評価スケール

表 26　認知症の主な原因疾患

- 神経変性疾患
  皮質性認知症：アルツハイマー病，ピック病，レビー小体型認知症
  皮質下性認知症：パーキンソン病，進行性核上性麻痺，線条体黒質変性症など
- 脳血管障害：脳梗塞，脳出血，くも膜下出血
- 腫瘍*
- 正常圧水頭症*
- 中枢神経感染症：急性・亜急性脳炎後，クロイツフェルト - ヤコブ病，HIV 脳症など
- 無酸素脳症（低酸素脳症）
- 内科的疾患に伴うもの：甲状腺機能低下症*，副腎機能不全，下垂体機能低下症，透析脳症
- 中毒性：慢性アルコール中毒，一酸化炭素中毒，ビタミン B_1・B_{12}・葉酸欠乏*，有機溶媒中毒，薬物中毒，重金属中毒
- 外傷性：脳挫傷後，慢性硬膜下血腫*
- そのほか：筋強直性ジストロフィー，白質ジストロフィー，多発性硬化症，膠原病，ベーチェット病，サルコイドーシス

*手術，ビタミン投与などの根本的治療によって治癒する可能性が高い認知症.
（大橋優美子ほか監：看護学学習辞典. 第 3 版, p.1321, 学研メディカル秀潤社, 2008. より改変）

表 27　ジャパン・コーマ・スケール（JCS：3-3-9 度方式）による意識レベル判断法

Ⅲ. 刺激をしても覚醒しない状態（3桁で表現）	3. 痛み刺激に反応しない（300） 2. 痛み刺激で少し手足を動かしたり, 顔をしかめる（200） 1. 痛み刺激に対し, はらいのけるような動作をする（100）
Ⅱ. 刺激すると覚醒する状態（刺激をやめると眠り込む）（2桁で表現）	3. 呼びかけを繰り返すとかろうじて開眼する（30） 2. 簡単な命令に応じる（たとえば離握手）（20） 1. 合目的的な運動（たとえば右手を握れ, 離せ）をするし, 言葉も出るが間違いが多い（10）
Ⅰ. 刺激しないでも覚醒している状態（1桁で表現）	3. 自分の名前, 生年月日が言えない（3） 2. 見当識障害がある（2） 1. 意識清明とはいえない（1）

注）R：不穏状態（restlessness）, Ⅰ：失禁（incontinence）, A：無動無言症（akinetic mutism）・失外套状態（apallic state）
※意識レベル評価例：100-I, 20-RI

94

表28　グラスゴー・コーマ・スケール（GCS）

A．開眼 （eye opening）	自発的に（spontaneous）4 呼びかけにより（to sound）3 疼痛刺激により（to pain）2 開眼せず（nil）1
B．最良言語反応 （best verbal response）	見当識良好（orientated）5 会話混乱（confused conversation）4 言語混乱（inappropriate words）3 理解不明の声（incomprehensive sounds）2 発語せず（nil）1
C．最良運動反応 （best motor response）	命令に従う（obeys）6 疼痛部を認識（localizes pain）5 逃避反応（withdrawal）4 異常屈曲（abnormal flexion）3 伸展反応（extensor response）2 まったく動かず（nil）1

注1：A＋B＋C＝3〜15　合計点が3ないし4は昏睡.
注2：B，Cでは，繰り返し検査したときの最良点をとる.

表29　意識障害の原因となる主な既往歴

高血圧	脳出血，脳梗塞，高血圧性脳症
腎疾患	尿毒症性昏睡，高血圧に付随する疾患
心疾患	心筋梗塞（心脳卒中），心房細動による脳塞栓（心原性脳塞栓症），アダムス-ストークス症候群
糖尿病	糖尿病性昏睡，低血糖性昏睡
肝疾患	肝性昏睡
肺疾患	CO_2ナルコーシス（肺性脳症）
がん	髄膜・脳実質への転移
慢性感染症	耳鼻科的疾患よりきたした脳膿瘍など
内分泌疾患	アジソン病，バセドウ病によるクリーゼ
急性疾患	ウイルス感染などによる脳炎・髄膜炎
外傷	脳挫傷，硬膜外血腫，硬膜下血腫，熱射病
そのほか	てんかん，中毒など

（大橋優美子ほか監：看護学学習辞典．第3版，p.697，学研メディカル秀潤社，2008．より引用）

5
知覚／認知

の程度により評価します．間脳・中脳・延髄への侵襲の「目安」として緊急時の判断として用いられることが多いスケールです．**グラスゴー・コーマ・スケール**（GCS，表 28）は，世界的に通用するスケールであることが最大の特徴です．「開眼・最良言語反応・最良運動反応」の 3 側面の総和で評価します．このうち 1 項目でも判断が困難な場合は意味がないため，亜急性期から慢性期の患者さんに有用とされています．

意識障害の原因となる主な既往歴を表 29 に示します．

類（クラス）3　感覚／知覚

類の定義	触覚，味覚，嗅覚，視覚，聴覚，運動覚を通じて情報を受け入れ，感覚データを理解して行う，命名，関連付け，および／またはパターン認識

人間は感覚器をとおして体験したことから現実を知覚し把握し，その環境に適応しようとする存在です．環境についての情報を感覚器で受けつづけ，知覚し，現実の状況を常に修正しつづけ，よりよく適応しようとします．

「感覚／知覚」に混乱が生じる原因には，刺激を受けとる感覚器の受容器そのものの障害か伝達経路の障害が考えられます．また，受けとった後の知覚・処理のしかたに変調をきたしている場合もあります．

知覚は個人的なもので，環境と相互に作用しあい，継続され，いくつかの知覚は相互に関連し認知する機能を果たし，成熟するといわれています．それらの混乱は環境要因，化学的要因，身体的・社会的・心理的ストレスなど，幅広い原因が関連して起こると考えられます．

類（クラス）4　認知

類の定義	記憶，学習，思考，問題解決，抽象化，判断，洞察，知的能力，計算，言語の使用

「認知」とは，知覚，感覚より広義で，ほかの感覚器系，運動器系からの影響をより多く受け，多くの過去の経験により規定され，言語や思考の影響がより多く考えられるような過程です．認知に問題が起こるときとは，感覚器系や脳神経系など

に、なんらかの障害が生じた場合のほかに、身体的な問題はなくても統合失調症など精神に障害をきたした場合があり、このときは正常な状況認知はできなくなります。

"**観察の視点**"を次にまとめます。患者さんに十分な対処行動をとれる知識・技術があるか、患者さん本人と一緒に考えてみましょう。

観察の視点：認知

主観的データ	●過去の出来事や行動の記憶 ●体調や思考力，健康状態について ●自身の体調や思考力，健康状態に対する認識の根拠 ●これから先の体調や思考力，健康状態などの方向性のイメージ ●健康情報をはじめとする知識などの情報源 ●勉強が得意か不得意かの度合い ●日常生活で困惑した体験の有無 ●妊娠や育児に対する興味，妊娠の受けとめ方 ●疑問を解決する際の方法（自分で本やインターネットを調べる） ●勉強に対する意欲や知識欲 ●少し前に学習した内容の記憶度 ●過去に従事していた仕事や得意だったもの，経験を積んだことに対する記憶，また，それらについての現在の能力
客観的データ	●数時間前のことについて記憶は確かか ●かつての記憶は確かか ●質問の意図に合わせて答えられるか ●与えられた仕事を果たせるか ●感覚器（視覚，聴覚，触覚，運動覚）の障害はないか ●基本的な生理機能（呼吸，循環，栄養，水分）は整っているか ●知識獲得の学習に能力を発揮できる身体状況であるか ●新たな知識獲得に臨む姿勢はあるか ●発作的な行動の変化はないか

これらの観察とともに、次のようなインタビューによって、患者さんから情報を引き出します。

5

知覚／認知

「認知」に関するインタビュー

● 昔行っていたことを覚えていますか.
● 自分自身の体調や思考力,健康状態についてどのように感じていますか.
● なぜ,そのようになったと思っているのですか.
● これからは,どうすればよいと思いますか.
● 健康情報だけでなく,知識をどんなものから得ていますか.
● 勉強は好きなほうですか,苦手なほうですか.
● 日常生活で,どうしたらよいか困ったことがありますか.
● 子どもを産んだり育てたりすることに興味はありますか.また,妊娠について,どう思っていますか.
● 知りたいことがあるときには,どんな方法をよく利用しますか.
● 勉強したり,新しいことを知るのは好きですか.
● ちょっと前にした学習がどんな内容だったかを覚えていますか.
● 昔やっていた仕事や得意だったことを覚えていますか.それは,今でもできますか.

類(クラス)5　コミュニケーション

類の定義　言語的および非言語的な情報の送受信

　「コミュニケーション」は相手との相互作用によって情報を伝達しあう連続した過程です.いろいろなものが伝達され,対人関係の基本ともいわれます.

　人間は環境に,よりよく適応しようとして刺激を受けとり,解釈します.どのように環境や状況を知覚/認知したかによって,表現される言葉が使い分けられることになります.

　まず観察にあたって,基本的知識となる視覚障害を生じる疾患(表30),聴覚障害(図26)について確認しておいてください.また,図27は脊髄神経根とそれに支配される皮膚領域を示したものです.感覚障害がみられた場合には,その位置から脊髄の損傷部位を推測することが可能です.

　そして,言語的コミュニケーションをとることに障害がある状況が,どのような

表30　視覚障害を生じる疾患

先天性	先天緑内障，先天角膜混濁，未熟児網膜症
後天性	加齢性白内障・緑内障，糖尿病性網膜症，加齢黄斑変性，角膜ジストロフィー，レーベル遺伝性視神経症

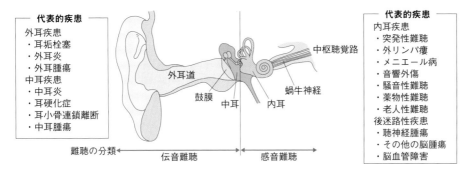

（大橋優美子ほか監：看護学学習辞典．第3版，p.1258，1261，学研メディカル秀潤社，2008．より引用）

図26　聴覚伝導路と主な聴覚障害

場合に起こりうるのかを考えてみましょう．たとえば言語中枢に障害があると，失語症や構音障害（p.101，表31，表32）が生じます．頸部・咽頭部に障害があれば発声ができなくなり，言語的コミュニケーションは困難となります．聴覚障害があると，コミュニケーションの手段は手話などになります．視覚障害の場合には，意思の疎通，説明などの理解を得るための言語的コミュニケーションは相互にとれるものの，伝わりにくいという状況が出てきます．また，薬物の影響で会話が困難になる場合もあります．

　身体的機能の面のみならず，その人の意思も重要です．コミュニケーションをとりたくないと思っている場合には，やはり困難になります．成長発達過程でのコミュニケーションスタイルが現在に影響している場合もあります．文化が異なる土地での生活が長い場合も，言語的コミュニケーションは困難です．言語が異なれば言語的コミュニケーションが成立しないのは当然ですし，会話ができても文化が異なるために考えや悩んでいることなどの微妙な感じ方は伝わりにくいでしょう．

　人間にとって言葉が話せない，通じないというのは大変なストレスです．いらい

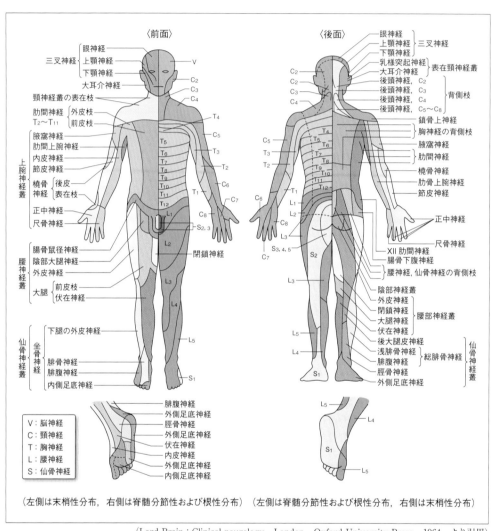

〈前面〉　　　　　　　　　　　〈後面〉

V：脳神経
C：頸神経
T：胸神経
L：腰神経
S：仙骨神経

（左側は末梢性分布，右側は脊髄分節性および根性分布）　（左側は脊髄分節性および根性分布，右側は末梢性分布）

（Lord Brain：Clinical neurology．London，Oxford University Press，1964．より引用）

図27　デルマトーム（dermatomes：皮膚知覚帯）

らしたりふさぎ込んだり，何事にも無関心になったりという状態に陥ります．その
ような場合は，非言語的コミュニケーション（表33）を参考にして，身ぶり，顔・
眼の表情を観察しながら，相互関係を築く必要があります．
　「コミュニケーション促進準備状態」とは積極的にコミュニケーションをとり，

表31　失語症の分類と症状

種類	障害部位	症状						
		流暢さ	復唱	理解	読解	音読	書字	書きとり
全失語	シルビウス溝周辺の広範な言語領域	流暢でない	不可	不可	不可	不可	不可	不可
ブローカ失語	左前頭葉・左前頭‐頭頂葉	流暢でない	不可	簡単なものは可	簡単なものは可	不可	不可	不可
ウェルニッケ失語	左側頭‐頭頂葉・左側頭葉	流暢	不可	不可	不可	不可	不可	不可
伝導失語	左縁上回を中心とする左頭頂葉	流暢／音韻性錯誤あり	不可	可	可	不可	不可	不可
健忘失語		流暢	可	可	可	可	可／健忘症あり	可／健忘症あり

（奥宮暁子ほか監：リハビリテーション看護. Nursing Selection 11，p.164，学研メディカル秀潤社，2010．より引用）

表32　構音障害の種類と症状

障害		発声構音の状態
麻痺性	仮性球麻痺（上位ニューロンの障害）	・発声には努力を要し，気息性 ・構音は不明瞭，抑揚に乏しく間延びしている ・サ・タ・ラ・ヤ・カ行などの舌音が障害されやすい
	球麻痺（下位ニューロン，神経筋接合部，随意筋の障害）	・仮性球麻痺と同じような特徴 ・口唇の麻痺（顔面神経麻痺）：パ・バ行などの破裂音が障害される ・軟口蓋の麻痺（舌咽・迷走神経麻痺）：鼻声 ・舌筋の麻痺（舌下神経麻痺）：ラ・タ行の一部がダ行に近くなる ・咽頭筋の麻痺（舌咽・迷走神経麻痺）：嗄声 ・咬筋・頬筋の麻痺（三叉・顔面神経麻痺）：サ行が不明瞭
協調運動障害性	小脳失調	・発声は強弱が混じり，緩徐となる ・構音は誤りが不規則に起こる
	筋緊張亢進（錐体外路の障害）	・話の開始が遅くなったり，途中で急に速度が上がる ・筋緊張が高まると韻律が乱れる

（奥宮暁子ほか監：リハビリテーション看護. Nursing Selection 11，p.161，学研メディカル秀潤社，2010．より引用）

⑤

知覚／認知

表33 **非言語的コミュニケーションの種類**

種類	定義
身体的接触	社会の行為・コミュニケーションのうちで最も原始的なもので，すべての動物にみられる．文化により違いはあるが，親近感，愛情などのさまざまな意味を伝える（例：手を握る，背中をさするなど）
身体的近接と位置	親密さや支配性を示す指標となる．物理的環境条件下では意味は異なるが，近接は同性間・異性間でも親密さの手がかりとなる．また，相手より高い位置に立つことは，人を支配的立場におく．このような空間利用のしかたに関してはプロクセミックス（proxemics）という研究領域となる（例：椅子に座って話す，ベンチに隣どうしに座るなど）
身振りと姿態	手・足その他の身体部分の運動である．身振りや姿態は会話が不可能な場合に積極的・意図的に用いられる．姿態も内的状態を表出していると考えられ，身体言語（bodily language）とよばれる（例：頭を振る，うなずく，手を広げるなど）
顔の表構	姿態の一部であるが，とくに眼，眉，口などの変化，つまり顔の表構は重要な情報源となる．顔の表情で相手の感情を知ることができ，あいさつでも重要な機能を果たしている（例：微笑む，眉間にしわを寄せるなど）
眼の運動	顔のなかでも眼はとくに重要な役割を果たしている．相互関係を維持・統制するとともに，愛情，友好性，拒否，攻撃，探索などさまざまな情報を伝達している．身振り，姿態，顔の表情，眼の運動などはキネシックス（kinesics）とよばれる（例：見つめる，目をそらすなど）
会話の非言語的側面	言語的会話のうち，話の長さ・速さ・間合いとり，声の大きさ・高さ，流暢さ，抑揚などは送り手（伝達者）の感情や性格を表す．これは副言語（paralanguage）とよばれる
人為的表出	化粧，衣装（ユニフォーム），髪型，装飾品なども性格を示すものとして機能する

（Michael Argyle：Bodily communication．York，Methuen，1975．より抜粋）

感情や思考を表現し，やりとりを行っている状態とイメージしてよいと思います．「コミュニケーション」の観察の例を，次にあげます．

観察の視点：コミュニケーション

主観的データ	●現在の環境で使用されている言語に対する知識の有無と程度 ●発声の可否と失語の有無 ●コミュニケーショの相手の言葉に対する理解度 ●コミュニケーション手段とコミュニケーションに対する満足度
客観的データ	●脳や脳神経，言語中枢，口腔・咽頭部，精神的障害の有無 ●異なった文化をもっているか ●発語は明瞭か（ろれつが回らないか） ●身体を使って何かを伝達しようとしているか ●情報を理解しよう，受けとろうとしているか ●意思や感情や思考を伝えているか，喜怒哀楽があるか ●無表情，無関心か，伝わらずにいらいらしている様子か ●対人関係全般のスタイル

患者さんのコミュニケーションについて知るには，次のような質問が有効です．

5
知覚／認知

> ## INTERVIEW
>
> ### 「コミュニケーション」に関するインタビュー
>
> ● 人と話すのは得意ですか．
> ● 今いる地域の言葉がわかりますか．
> ● 相手の言葉の意味がわかりますか．
> ● 言葉や気持ちを伝える方法はありますか．
> ● コミュニケーションに満足していますか．

文　献

1）中島義明ほか編：新・心理学の基礎知識．有斐閣ブックス，有斐閣，2005．
2）T. Heather Herdman，Shigemi Kamitsuru 編（上鶴重美訳）：NANDA-I 看護診断−定義と分類 2021-2023．原書第 12 版，医学書院，2021．
3）古橋洋子監：患者さんの情報収集ガイドブック．第 2 版，メヂカルフレンド社，2010．
4）Sue Moorhead ほか編（黒田裕子ほか監訳）：看護成果分類（NOC）—成果測定のための指標・測定．原著第 6 版，エルゼビア・ジャパン，2018．
5）Howard Butcher ほか（黒田裕子ほか監訳）：看護介入分類（NIC）．原著第 7 版，エルゼビア・ジャパン，2018．
6）Marjory Gordon（野島良子監訳）：ゴードン看護診断マニュアル−機能的健康パターンに基づく看護診断．原書第 11 版，医学書院，2010．
7）Marion Johnson ほか編（藤村龍子監訳）：看護診断・成果・介入—NANDA，NOC，NIC のリンケージ．第 2 版，医学書院，2006．

6 自己知覚
Self-Perception

▶「自己知覚」とは

領域（ドメイン）の定義	自己についての意識

　「自己知覚」では，自分自身が生きていること，自分自身がそこに存在していることをどのように意識しているかについて知ろうとします．そのため，なんとも難しいことが，ここでは問われていると感じるでしょう．しかし，人は社会のなかでの自分のあり方，自分の能力，ボディイメージのとらえ方，そして主観的な感情の状態など，自分自身に対する知覚を，誰でももっているものです．

　「自己知覚」は，大変難しいカテゴリーであると思います．私たちは，自分のことを客観的にとらえることを常日頃から意識しているわけではないので，いざ，このカテゴリーになると，何をどのように考えればよいか迷ってしまう人が多いのではないでしょうか．

　ここでアセスメントされるのは，患者さんが自分自身の価値と，自分自身の感情の状態をどう評価しているか，そして，そのような自分が生きていくときに，それを自分自身の信念として，どのようにもっているのかということです．こうした状態を考えるときに影響を与えるものとして，その人の性格があります．成長するときに大きくかかわる家庭環境，両親からの育てられ方，学校の友人など，さまざまな影響因子が，その個人をつくりあげてきています．

　そのような個人的背景に関するデータを，入院してきたばかりの患者さんから得ることは大変難しいものです．そのため，その個人に現在表れている客観的データや表現している主観的データから推測していく必要があります．要するに，患者さんが表現していることを，いかに客観的に私たちが観察できるかがカギになります．そのためには，推測やデータの収集方法が大切になります．

　「自己知覚」は「自己概念」「自尊感情」「ボディイメージ」の3つの類（クラス）に分けられています．その推測や観察，インタビューのしかたについては，それぞ

れの類のなかで説明することにします.

▶ 類（クラス）ごとのアセスメントのポイント

「自己知覚」とは，自分自身について知覚することです．その自覚する方法を，①自己についての知覚，②自己の価値と能力についての評価，③自己の身体についての精神的なイメージをどうとらえているか，という側面から規定しています．

自分自身をどうとらえているかを主観的データとしてとるためには，その個人がアイデンティティの，どこに価値をおいているかを知ることが必要です．患者さん本人が，自分自身の姿をどうとらえているか，見方・感じ方を，どのように表現しているか，また自分の能力や自分自身を，どのように大切に思っているか，感じているかについてのデータをとることです．

客観的データをとるうえでは，抑うつ気分などを観察するために精神状態や神経系のアセスメントをする必要があります．その際，「知覚／認知」の領域との関連性も考えましょう．身体の一部や機能を喪失したことについての感情の表現のしかたを観察することが大切です．このような状態にある人はストレートに感情を表現せず，複雑な，さまざまな方向から表現をする場合もあります．そのため，下記のような情報収集の視点から常に観察しつづけていくことが必要となります．

観察の視点：自己知覚

主観的データ	● 他者からどのようにみられていると感じているか ● 達成感の有無 ● 自分の身体の，他人と比較して気になる点（身長，体重など） ● 自分の能力と自分の価値の感じ方とのギャップ
客観的データ	● 神経系のアセスメント，見当識，精神状態，瞳孔反射，視覚，聴覚，味覚，触覚，嗅覚，本人が感じる不快感，疼痛など

自分自身の気分的なことや，自分の身辺で起こっている，または自分に影響する何かが起きていることをキャッチして，どうコントロールしていこうとするかは，

人によりさまざまです．それを深く思い悩んでしまったり，または，なるようになるだけだとあっさり受けとめたりと，感じとる方法にも，いろいろと違いがあります．性格的なものが影響していることも多分にありますし，子どものときからの個人を取りまく環境が大きく影響していることもあります．その個人をつくりあげている要素に関連します．

　そこで，このカテゴリーのアセスメントのポイントは，患者さんが自分の性格をどうとらえているか，そして不安や悩みを感じているかという点について情報を得て，自分自身をどのように知覚しようとしているかを知ることです．不安や悩みのとらえ方を知ることで，その個人を知る方法がわかってきます．たとえば，何かをしなくてはと思っているが，自分のやりたいことがわからず，やろうとする意欲もなく，自分だけがとり残されているように感じているとすれば，自分についての知覚方法に問題があると考えられるかもしれません．このような内容を，このカテゴリーでは把握しようとしています．

　では，「自己知覚」における観察の視点にはどのようなものがあるでしょうか．患者さんの性格，不安，悩みを考え，そのなかから自分自身をどう知覚しているか判断していくことが大切です．要するに，ここでは，その個人の特徴的な性格を知ることにより，その人らしい考え方を把握しようとしています．そのため，性格を考えるうえで特徴的な態度としてどのような内容があるかを検討します．

　たとえば，次のどのタイプにあてはまるか観察します．

> **Point** ｜ 特徴的な性格のタイプ
>
> ● 性格的にくよくよするタイプ．
> ● すぐに感情を顔に出すタイプ．
> ● 考えないですぐに同調するタイプ．
> ● 結論を出すのに時間がかかるタイプ．
> ● 要領よく端的に進まないといらいらするタイプ．
> ● 説明を納得するまで聞かないと気がすまないタイプ．
> ● 人の話は，ゆっくり整理しながら聞くタイプ．

6
自己知覚

このような内容を知ることにより，その人らしさを分析しながら，現在の状況を判断できます．また，次のような内容もアセスメントするうえで重要になります．

> **Point** 「自己知覚」に関するアセスメントのポイント
>
> - 自分自身をどのようにみているか．また，説明しているか（多くの場合，自分はだめな人間だと思っている）．
> - ときどき，恐怖や不安や抑うつ的な気分に陥ってしまうことがあるか．悩みはあるか．それらに対して手助けしてほしいか．
> - 現在，絶望感を感じているか．日常生活のなかで起こっている自分に関係した出来事を調節できるか．それらに対して手助けをしてほしいか．
> - 自分自身の身体や，感じ方に変化があるか（発病してから）．
> - 自分自身の身体の変化や事柄の変化に対して，自分が行うべきことは何か．
> - 自分の課題は何か．

類（クラス）1　自己概念

類の定義　自己全体についてのとらえ方

「自己概念」とは，自分をどのように知覚するかを考える感情ですが，自分は今孤独なのだ，もうだめなのだ，やる気がないなどと，自分自身をだめなほうへ，だめなほうへと落ち込ませていくなどして，自分の知覚する感情を自分自身のなかに閉じ込めようとすることがあります．すると，それを打破するエネルギーがなくなり，やる気も起こらなくなる無力という状態に陥り，最後には絶望する結果になってしまいます．このような状態になったとき，私たち看護師は無理に励ますことをせず，そっと様子を観察しながら，そばで，できるかぎり患者さんが話しやすい雰囲気をつくり，自分から話しだすきっかけをつくるようなケアが必要になります．

「自己概念」を要約すると次の項目があげられます．

Point　「自己概念」とは

- 自己概念は，社会生活と切り離すことができないもので，生活していく経験から生まれたり，自分に影響力の強い人からの相互作用の結果として生まれたりする．
- 自己概念は，自分が生活のなかで感じていることや自分自身の行動に影響を与え，そのときどきの自分の行動の結果に表れている．
- 自己概念は，その人の人格を形成する中心になるもので，自分にとって何を知りたいと思うか，何を経験したいと思うかの判断を左右する役割を果たしている．
- 自己概念を形成する過程で脅かされる何かがあると，人は精神的に不安になる．これが長引くと，人格に障害を与える原因になることもある．
- 人は新しい経験をし，自分の人間形成に影響を与えられて変化が起こると，生きる価値基準にも変化が生じ，それが望ましい変化である場合は，その個人の生活は安定していく．
- 自己概念には，次のような機能がある．
  - 社会生活の経験を行動に移していく．そして，他人の反応をみて行動していく．
  - この行動は，その人と他者とのかかわり方をみていると予測が可能になる．
  - 人は不安や不満を少なくするように行動して，自分の欲求を満たそうとしている．

6

自己知覚

　「自己概念」の“主観的データ”“客観的データ”は，次のような内容を観察することによりアセスメントにつなげられます．

観察の視点：自己概念

主観的データ	●悲嘆, 喪失, 無力感, 抑うつ, 怒り ●自分の人生に対しての目的が不安定で, 決断ができない
客観的データ	●自分の役割を否定したり, 引き受けられない ●決断を下せず, 依存的傾向を示す ●物事を変えることに消極的である ●自分の感情を表現することができない

類（クラス）2　自尊感情

類の定義	自分の価値, 能力, 重要性, 成功についての評価

「自尊感情」の低下がみられることがあります. 自分自身の価値や能力などについて否定してしまい, その人個人の成功を低くみてしまうことが多くなります. 結局, 何を行っても自分自身を否定的にみるため, 頑張ろうという意欲などがなくなり, マイナス思考に陥る傾向になってしまいます.

自尊感情の低下が起こりやすい状態を要約すると次のようになります.

Point　「自尊感情」の低下が起こりやすい状態

● 自分自身にとって大切な人との関係のなかで, 否定される経験が繰り返し続いていると起こりやすくなる.
● その個人の認知力と知覚力が低下した場合に起こりやすくなる.

「自尊感情」に関する主観的・客観的データは, 次のような内容を観察することによりアセスメントにつなげることができます.

観察の視点：自尊感情

主観的データ	●希望の喪失，劣等感，無力感，絶望感，挫折感，失敗，孤独感，失望
	●自己卑下，不満，自己嫌悪の感情
	●他人の肯定的な意見を受け入れられない
	●自分の長所や能力を受け入れられない
客観的データ	●抑うつ症状の出現，思考過程の低下，精神活動の低下，エネルギーの欠乏など
	●批判を聞き入れない，批判に対して神経質
	●自分をさらけ出すような場には参加しない
	●自分の欲求や心配事を伝えたり，困難に立ち向かうことができない
	●他者との関係をもとうとしない

類（クラス）3　ボディイメージ

類の定義　自分の体の心的イメージ

　自分自身の身体についてのイメージを，どのようにとらえているかをアセスメントします．人は，思春期や老年期など自分の身体的外観が変化する時期は，自分のボディイメージをそれに合わせて変えようとし，その変化を自己概念のなかで統合しようとします．この過程において，スムーズに自分自身が受け入れられている場合には，その人のボディイメージは現実の自分自身の姿と一致しています．しかし，これが何かのきっかけで自分自身の身体に変化があり，統合して考えることができない状態になることがあります．マクロスキー（Joannne C. McCloskey）は，このようなボディイメージの混乱は次に示す2つの種類に分けられるとしています．1つには，人工肛門の造設術を受けた場合，乳房切除術を受けた場合，事故で上肢や下肢の切断術を受けた場合などで，外から見える自分の姿に適応できないときがあります．もう1つには，外から見える姿には変化がみられない場合です．例として，脳卒中で自分の身体の一部が麻痺しているのに，患者さん自身はそれに気づかず，それに気づかせようとしても気がつけない場合，また統合失調症の患者さんで，自

6

自己知覚

分の内側からの刺激と外側からの刺激との識別ができない場合です.

　また, 思春期の特徴として, 自分の仲間と比較して, 肥満やにきびなどで自分の
ボディイメージを, とくに気にする傾向があります.「ボディイメージ」が混乱す
る原因を要約すると, 次のような項目があげられます.

Point 「ボディイメージ」が混乱する原因

- 手術などによる外見の変化や麻痺などによる機能の障害によって, 本人が
  自覚する身体的変化.
- 自分自身の身体的変化に対する適応力や統合力の障害.
- 身体的変化についての認知力や知覚力の低下.

　「ボディイメージ」は次のような観察をするとアセスメントの参考になります.

観察の視点：ボディイメージ

主観的データ	●日常生活の変化 ●他人の目を意識する ●自分の身体に対しての否定的な言葉や感情 ●過去の体力や役割, 外見へのこだわり ●身体の変化の喪失に対する先入観
客観的データ	●身体の一部分の喪失 ●身体の形態や機能の変化 ●自分の身体のある部分に触れようとしない ●自分の身体のある部分を見ようとしない ●日常生活での社会参加の変化

文　献

1）Marjory Gordon（野島良子監訳）：ゴードン看護診断マニュアル－機能的健康パターンに基づく看護診断. 原書第 11 版, 医学書院, 2010.
2）T. Heather Herdman, Shigemi Kamitsuru 編（上鶴重美訳）：NANDA-I 看護診断－定義と分類 2021-2023. 原書第 12 版, 医学書院, 2021.

7 役割関係
Role Relationships

▶「役割関係」とは

領域（ドメイン）の定義	人々または人々のグループ間の肯定的および否定的なつながりやつきあい，またそうしたつながりが示される手段

　「役割関係」は，患者さんが家族や社会のなかで，どんな役割を果たしているかを問う領域（ドメイン）です．

　家族のなかでの役割とは，たとえば家庭で2人の子どもの母親である場合，母親として子どもに対して，どのような役割をもっているかということです．また，子どもが小児病棟に入院した場合には，母親の態度やかかわり方などが，その子どもに大きな影響を与えているものです．このように対象になる患者さんに影響を与えている要因を分析するためにも，役割は大変重要になります．家庭に介護を必要とする人がいて，介護者が疲れている状態のときに，その介護者は家庭ではどんな役割を果たしているのか，どのような立場であるのかを知る，ということです．

　また，入院した患者さんが社会的にどのような役割を果たしているのか，たとえば会社の社長で大変忙しい立場なので，自分の健康状態の確認もできていないとか，一家の大黒柱で重要な役割を果たしているので入院することに困惑があるとか，本人のおかれている立場によって，さまざまな思いがあります．そのような点を考慮して観察し，情報を得ていく領域です．

　家族構成を知るときに歴代の家族関係を図式化する看護師がいます．家族構成が看護の問題として大切な要素になっている場合（糖尿病の家系を調べたいときなど）には，それでよいのですが，看護を行ううえで家族構成が必要ない場合には，とくに注目しなくてもよいと思います．家族構成はプライバシーにかかわる場合があるため，個人情報保護法との関係もあり，十分に注意する必要があります．

● 類（クラス）ごとのアセスメントのポイント

▌類（クラス）1　介護役割

類の定義	医療専門家ではないケアの提供者が社会から期待される行動パターン

　「介護役割」は，家族や同居者が家族の介助をしていて困難を生じている状態かどうか，また子どもを養育する人がそれを維持したり，養育する環境をつくり出すことができない状態かどうかをアセスメントします．

　次の**“観察の視点”**による情報の収集やインタビューを行って観察してください．

観察の視点：介護役割

主観的データ	●患者さんの健康状態に対する介護者・介助者の思い ●患者さんの介護・介助にあたっての問題点 ●介護者・介助者に対する患者さんの思い ●親（養育者）の子どもに対する思い
客観的データ	●患者さんと介護者のコミュニケーションのとり方 ●患者さんに対する介護者・介助者の対応の様子 ●介護者・介助者に対する患者さんの対応の様子 ●子どもの親（養育者）に対する態度

✎INTERVIEW

> **「介護役割」に関するインタビュー**
> ● 患者さんの現在の状態に対してどう思われていますか．
> ● 今，介護にあたって何か問題があると感じますか．
> ● あなたの健康状態に対して，介護されているご家族の方の反応はどうですか．
> ● お子さんをかわいいと思えますか．
> ● お子さんと一緒に遊んでいますか．

類（クラス）2　家族関係

類の定義	生物学的につながっている，あるいは自らの選択でつながっている，人々の関連性

　「家族関係」は，親や子どもとの相互作用の過程に破綻を生じている，なんらかの原因で役割を果たそうとしていない，また，親になんらかの障害があり役割を果たせない状態をアセスメントします．

　たとえば親がアルコール依存症だったり，家族機能に亀裂が生じていて安定した関係を保つことが困難であるなどが考えられる場合，次の**"観察の視点"**の観察内容やインタビュー内容を考慮してアセスメントしてください．

観察の視点：家族関係

主観的データ	●家族との関係 ●家庭内での自分の役割 ●自分の家族をどう感じているかなど，家族への思いや考え方 ●問題発生時の家庭内での解決方法
客観的データ	●家族構成および遺伝的素因の概要（必要時のみ） ●患者さんに対する家族の対応，家族に対する患者さんの対応

🎤 INTERVIEW

「家族関係」に関するインタビュー

● 家族のなかで，いちばんの責任者は誰だと思われますか．

● 家族のなかで，決断を下すのは誰でしょうか．

● 家族のなかで，いちばん身近に感じる人は誰でしょうか．

● 自分の家族について，どのように思われていますか．

● 家庭で何か役割があると感じますか．それはなんですか．

● 家庭で問題が起こったときには，どうされていますか．話し合いなどをされますか．

⑦

役割関係

類（クラス）3　役割遂行

類の定義	社会から期待される行動パターンの機能の質

　「役割遂行」は，乳児や幼児などに対して養育者として適切な役割が果たせなかったり，または社会的規範に合わない行動をとったりしている状況をアセスメントします．

観察の視点：役割遂行

主観的データ	●仕事上での問題点 ●家庭内での問題点
客観的データ	●患者さんに対する家族の対応，また家族に対する患者さんの対応 ●子どもに対応する様子 ●コミュニケーションのとり方，様子 ●ドメスティック・バイオレンス ●抑うつ状態 ●不安

文　献

1）T. Heather Herdman，Shigemi Kamitsuru 編（上鶴重美訳）：NANDA-I 看護診断 − 定義と分類 2021-2023．原書第 12 版，医学書院，2021．

8 セクシュアリティ
Sexuality

▶「セクシュアリティ」とは

領域（ドメイン）の定義	性同一性，性機能，および生殖

　セクシュアリティとは，生殖やそれに関係する性機能という意味だけではなく，男女の性にかかわる人間の営みのすべてをいいます．たとえば立ち居振る舞い・言葉づかい，考え方・生き方などです．つまり，セクシュアリティは生殖と性機能のみならず，個人のアイデンティティにかかわる性同一性という大きな概念を含んでいます．

　そのため，この領域（ドメイン）では，患者さんが男性もしくは女性としての自分のアイデンティティをどのように受けとめているか，性器は生理学的に正常に機能しているか．また，本人が自分の性機能に満足しているか，さらに女性の生殖の段階として，妊娠・分娩・産褥の過程が正常であるか，本人が何か問題を感じているか，などについて観察しアセスメントしていきます．

　セクシュアリティに関する内容は，自分と自分のパートナーのあいだで話し合うことがあっても，それ以外の人とは，たとえ家族間でも話題にしないことのほうが多いのではないでしょうか．つまり非常にデリケートでプライベートな内容といえます．

　そのため，長く入院している患者さんからも容易に得られる情報ではありません．患者さんの羞恥心を配慮したうえで，必要な観察を怠らない力量が求められます．

　NANDA-I 看護診断では「セクシュアリティ」は領域 8 に分類され，「性同一性」「性機能」「生殖」の 3 つの類（クラス）に分けられ，定義されています．

▶ 類（クラス）ごとのアセスメントのポイント

　アセスメントのポイントは「性同一性」「性機能」「生殖」の３つの類ごとに説明します．このうち，「性機能」については看護診断を例にあげて説明します．また，「性同一性」と「生殖」は，観察の視点だけを説明します．

　「セクシュアリティ」とは，人の性や生殖に関する身体機能の状態や変化はもちろんですが，アイデンティティにかかわる内容も含んでいます．そこで患者さんがもつ健康問題に対する反応をアセスメントするためには，性や生殖に関連した身体機能だけでなく，アイデンティティについても観察する必要があります．しかし，これらの内容は非常に話しにくい事柄であることが多いため，情報収集をスムーズに行えないこともあります．そのような場合は「イエス」「ノー」で答えられる質問紙を準備して，情報収集のきっかけとして利用してみるのも効果的です．その際，質問紙を手渡して記入方法を説明する看護師と，質問紙を受けとる看護師は同一人物のほうがプライバシーに配慮した手段といえます．

　それでは，類ごとに観察の視点を確認してみましょう．

類（クラス）1　性同一性

類の定義	セクシュアリティやジェンダーに関して特定の人である状態

　「性同一性」は，男性であれば男性らしさを意識してアイデンティティを確立し，女性であれば女性らしさを意識してアイデンティティを確立しながら成長し存在するということです．多くの場合，自分の性別に一致した「らしさ」を身につけますが，ときにはしぐさや言葉づかいなどの行動に異性を感じさせる人もいます．また，「男性らしさ」「女性らしさ」は患者さんが生活している（生活してきた）社会や文化，時代などによって変化し，患者さんもその影響を受けて変化します．そのため，インタビューをするときには，これらを含めた内容の確認が必要になります．

観察の視点：性同一性

主観的データ	●自分の性別に関する考え （身体の構造と機能は男性であるが，女性としてのアイデンティティが確立されている，身体の構造と機能は女性であるが，男性としてのアイデンティティが確立されている，という状態を含めた考え） ●自分の性別に関する考え方の変化 ●自己の身体の成熟に関する考え
客観的データ	●体格，言葉づかい，しぐさ，雰囲気，他者と接しているときの様子 ●服装，閉経の時期

インタビューでは，生物学的な性と反対の性にみられるように振るまっている患者さんや，手術などで生物学的な性と反対の性にみられるように身体の構造を変えた患者さんに出会うことがあります．どちらの患者さんも，まだまだ周囲の人に理解されず，ときには偏見や好奇の目でみられる対象になります．また，戸籍上の性別は生物学的な性で決定されることから，仕事や結婚などの社会生活にも大きな影響が出てきます．

以上のことから，次の内容を知識としてもちあわせることが，観察やアセスメントをするうえで大きなヒントになります．

Point 「性同一性」をアセスメントするときに必要となる知識

● 患者さんが籍をおく国の法律による性別の決定．
● その国で法的に認められた医療の内容（男性の場合は外科的手術による乳房や外性器の形成，女性の場合は外科的手術による外性器の形成など）．
● 患者さんが，（外科的手術などの）医療を提供できるケースであるかどうかを判定する方法と，そのような医療を提供している施設．

8

セクシュアリティ

119

「性同一性」ではあくまで生物学的な性とアイデンティティに関する一致・不一致が観察の視点になります．本人の嗜好から異性の服装を身につけて楽しむという情報や，セックスのパートナーが同性（または両性）という情報を得たとしても，「性同一性」とは区別する必要があります．

　また，加齢による性ホルモンの分泌の変化は性別を問わず性機能の低下に影響し，それぞれの性機能の低下は「男性らしさ」や「女性らしさ」の喪失感へつながります．

　たとえば閉経は女性にとって生殖機能の喪失を意味しますから，人によっては女性としての性同一性が混乱することもあります．

　これらをふまえて，主観的データ・客観的データを収集してアセスメントにつなげます．

類（クラス）2　性機能

類の定義　性行為に関与する技量や能力

　性的活動には生殖という側面もありますが，スキンシップの延長としてパートナーに触れたり言葉を交わしたりすることで心地よさを分かちあい，互いの人間関係を深め，強めることから満足感につながる側面もあります．

　この類に関する観察では，まず性的活動を営むパートナーの有無から確認していく必要があります．パートナーの存在を確認したうえで，各種のアセスメントを行います．

　結婚している患者さんの場合でも確認することが難しい内容ですが，未婚の場合（特定のパートナーがいない場合）には，なおさら確認が難しくなる内容です．また，同性がパートナーの場合は，周囲に理解してもらえなかったり，偏見の対象になったりしているため，必要な情報が得にくくなります．

観察の視点：性機能

主観的データ	●性器疾患の自覚症状の有無，症状の内容と程度 ●病気によって起こる性的活動の不都合の有無と，対処方法の知識の有無 ●性的欲求の変化 ●性的嗜好の変化 ●性的活動に対する満足感 ●自分の性役割に対する考え
客観的データ	●性器疾患の有無，症状 ●性器の機能障害の程度 ●現在実施している避妊方法 ●セックスパートナーの有無 ●月経開始の年齢と閉経時の年齢 ●更年期障害の有無と症状

　性機能の変化の具体的な例をあげると，男性の場合は，勃起能の低下や射精時の快感の減退という状態で，女性の場合は，性交時の疼痛（粘滑液の減少）やオーガズム期の短縮という状態です．

　患者さんがこのような状態について話すときは，羞恥心のため比喩を使ったり，ぼかして話すことがあります．患者さんの話の流れや様子をうかがいながら，まずは「悩み」をもっているかどうかを確認することから始めます．

　そして，性機能の「悩み」の有無だけではなく，性機能の悩みの要因となっている事柄も同時にインタビューします．

8

セクシュアリティ

🎤 INTERVIEW

「性機能」に関するインタビュー
- ● 最近は性的満足感を得られていますか．
- ● 自分は性的欲望が弱いほうだと思っていますか．
- ● 他人に興味がもてなくなりましたか．
- ● パートナー（夫，妻）に関心を寄せなくなりましたか．

性機能の悩み要因としては，次の内容があげられます．

Point　「性機能」悩みの要因

- 老化に伴って変化する性機能の状態．
- 糖尿病や泌尿器系・消化器系疾患による影響．
- その人が属している社会で一般化されている，それぞれの年齢に即した性的活動の状態．
- 性感染症の既往の有無（疾患に関する知識の程度と治療内容も含む）．
- 性的虐待を受けた経験の有無（性的虐待による影響に対する治療経験の有無や内容，回復の程度も含む）．
- モデルとなる成熟した人との交流の有無．

　このほかに，手術や放射線治療などで身体の構造や機能に変化が生じた場合にも何かしら性的機能に変化が起こったり，性的活動がまったく行われなくなったりします．また，女性の場合は妊娠や出産などがきっかけとなって，同様のことが起こることもあります．

　性機能は身体機能だけではなく，患者さんを取りまく状況（仕事や家庭生活，人間関係）などが複雑に関係しています．そのため，患者さんは話すきっかけがつかめなかったり，整理して順序よく話すことができなかったりします．そのため，看護師は関連する内容を整理し，患者さんの気持ちをくみながらインタビューを行うことが大切です．

　また，自分のセクシュアリティに関して心配している状態があります．たとえば身体的成熟によって妊娠しやすく（妊娠させやすく）なったり，老化による身体機能の低下で性的行為を困難と感じたり，性的行為に限界を感じたり，さらに自分の性役割や自分の価値に関して心配している状態です．

　自分のセクシュアリティに関する心配は，次の要因が関係します．

> **Point** | **セクシュアリティに関する心配の要因**
>
> ● 老化に伴って変化する性機能の状態.
> ● その人が属している社会で一般化されている性役割.
> ● 性感染症や妊娠(避妊方法の適否や確実性)などに対する恐怖.
> ● 性的指向に対する葛藤.

　性的指向は,同性愛,異性愛,両性愛というように,どちらの性別の人を性愛の対象にするのかということです.

　一方,性的嗜好には「サディズム」や「小児性愛」などがあります.これらは「安全」な性的活動とはいえず,個人的嗜好とはいえ,度を越せば犯罪に結びつく行為になりえます.

　誰が(患者さんか,パートナーか),セクシュアリティにかかわる悩みをもっているのか,悩みをパートナーにさえ内緒にしている場合もありますから,患者さんを取りまく人間関係をよく見極めながら慎重に情報を集め,アセスメントを進めます.

8

セクシュアリティ

類（クラス）3　生殖

類の定義　人間が生み出されるあらゆる過程

　「生殖」では妊娠の成立，胎児の発育，妊娠時の母体の変化や分娩，産褥の過程が生理的に正常であるかについて，主観的データや客観的データとして次のような内容を観察することにより，アセスメントにつなげることができます.

観察の視点：生殖

主観的データ	●妊娠・出産・育児に関する考えやイメージ ●妊娠・出産・産褥期のボディイメージ
客観的データ	●結婚歴，女性の場合は妊娠歴，月経周期（何日型か，規則性） ●現在実施している（実施していた）避妊の方法 ●妊娠の週数と胎児の成長 ●妊娠期の身体変化と心理状態 ●出産の予定，出産の方法 ●妊娠の成立から産褥期までの身体変化と心理状態

　妊娠・出産・産褥は一連の現象です. 妊婦さんは全身に大きな変化が生じますから，この変化の過程で異常を起こしやすくなっています. それぞれの時期を注意深く観察することで危険な状態を予測して予防できたり，異常を早期に発見して対応できたりします.

文　献
1）"人間と性"教育研究協議会編：性教育 その用語と教材. シリーズ科学・人権・自立・共生の性教育：21世紀へのヒューマン・セクソロジー8，あゆみ出版，1997.
2）川野雅資編著：セクシュアリティの看護. メヂカルフレンド社，1999.
3）川島広江，大石時子編：助産師のための性教育実践ガイド. 医学書院，2005.
4）森　恵美ほか：母性看護学［2］（母性看護学各論）. 系統看護学講座専門分野II，医学書院，2012.
5）T. Heather Herdman，Shigemi Kamitsuru 編（上鶴重美訳）：NANDA-I 看護診断－定義と分類 2021-2023. 原書第12版，医学書院，2021.

コーピング／ストレス耐性
Coping/Stress Tolerance

▶「コーピング／ストレス耐性」とは

領域（ドメイン）の定義	ライフイベント／生命過程への対処

　ストレスは,振りかかってきたストレッサー（ストレスの原因になっているもの）を自分の力で排除しようと思っても,どうしようもないほどの圧力がかかり,自分で払いのけられない状態になってしまったことをいいます.ストレスの原因は,人さまざまです.自分なりに問題点を解決できればストレスにはならないのです.

　世の中が複雑になり,それに伴い人間関係も複雑になってきました.このような社会のなかでは,職場や学校での人間関係に悩んでいる人がたくさんいます.仕事上では意見の対立,学校では成績や友人とのトラブル,家では親子関係のひずみなど,多くの問題を抱えて生活をしなくてはいけません.ストレスの要因はどのような環境でも存在し,誰でもストレスを受けて生活しているものなのです.

　そのようなストレスを自分なりの対処法でコントロールできればいいし,また,相談できる人が身近に存在して解決できれば,ストレスにはなりにくいと思います.自分の悩みを親しい人に相談しながら時間が経過して,知らず知らずに受け入れられていく人もいると思います.

　ストレッサーに耐えられない場合は,自殺をはかったり,不登校や出社拒否となっていくこともあります.個人にかかってくるストレスの量や,個人がそのストレスの圧力にどれほど耐えることができたかにより,出てくる症状には大変な違いがあります.看護師はそれらをアセスメントしながら援助計画を練っていくことになります.

　NANDA-I看護診断の領域（ドメイン）9「コーピング／ストレス耐性」に沿って解説していきます.

▶ 類（クラス）ごとのアセスメントのポイント

類（クラス）1　トラウマ後反応

類の定義　身体的または心理的トラウマ後に起こる反応

　「トラウマ後反応」は，監禁されたりレイプされたりした後に起こることが多いのです．患者さんの反応は，攻撃的になったり，興奮したり，怒ったり，急に不安になったり，長いあいだ夢にうなされたり，いらいらしたり，頭痛が起こったりと，身体症状としてはさまざまであり，大変判断に迷うところです．患者さんによっては，言葉では表現できないことが心のわだかまりになりストレスになっていることもあります．

　たとえば過去に大きな事件や交通事故，または火災や地震などに遭遇すると，後にフラッシュバックのような現象（そのときの現象が瞬間的に頭をよぎり，思い出されること）が，ときおり起こるようになり，それらの記憶が頭から離れず，ストレスとなっていることもあります．患者さん本人は意識していなくても「近ごろ眠れなくなった」「食が進まない」「外に出たくない」など，行動や日常生活に影響を及ぼしていることもあるため，観察の必要があります．

　また，子どもが親から離れて入院しなくてはいけない状態になったとき，子どもが自分の殻に閉じこもり，ふとんの中から出てこないで泣いてばかりいるようなときなどにも用いられます．

観察の視点：トラウマ後反応

主観的データ	●現在の生活で自分にとって最も強いストレス，またその原因 ●病気の原因がストレスであるか，患者さんの感じ方
客観的データ	●質問に対する答え方，様子 ●看護師はじめ医療従事者と話しているときに目に見える気分の変調やその様子，感情と表現方法 ●話しているときの思考過程の様子 ●食欲，不眠，不活動など

類（クラス）2 コーピング反応

類の定義 環境ストレスを管理するプロセス

　ストレスや恐怖，不安を感じながらも，家族などの協力があれば，さまざまな困難も克服できるでしょう．しかし，自分だけで解決できないときに家族の協力がなかったり，相談できる人がいなくて，また，自分から助けを求められず，不安や恐怖，死の不安に落ち込んでいる場合があるかもしれません．さらに自分は家族や周囲の人から見捨てられたという感情をもち，うつ状態になっているかもしれません．こうして自分で対処できなくなったときには，悲嘆や無力感に陥ったりします．

　また，病気の悪化による死の不安のストレスが耐えられないほどになり，無口になったり怒りっぽくなったりと，人によってもストレスの表し方が違います．患者さんによっては，極度に障害されると食欲不振，不眠，血圧上昇，頭痛など，身体症状まで出現しますが，本人には原因がわからない場合もしばしばあります．

　そのために，ふだんから患者さんの様子を客観的に観察しながらの状況判断が大切になります．やはり家族や友人など，患者さんにとって親しい人，近しい人がいれば，その協力を得ていくことで，患者さんの精神状態も安定し，コーピングの効果が生まれるものです．しかし，そういう人がいない場合には，患者さんにとってストレスに対応するために必要な好ましい感情を引き出すもの，対象となるものなどを，日常の生活で観察し支援に役立てることが大切になります．

9

コーピング／ストレス耐性

高齢者の場合，ストレスがかかると，質問に対する答えが遅くなったり，指示された
たことを思い出すことが遅くなったり，反応するのに時間がかかったり，睡眠時
間が少なくなったりすることが判断の根拠になりますので参考にしてください．

観察の視点：コーピング反応

主観的データ	●過去1〜2年間に大切な人の喪失，または関係の変化 ●ふだんのストレス解消法 ●日常生活のなかで大きな問題が降りかかった場合の対処法 ●プレッシャーがかかったときに相談できる人の有無
客観的データ	●外観の様子（姿勢，歩き方，清潔感，衣服の着方の様子，表情，会話など） ●話しているときの感情の変化の表出 ●話しているときの認識力，集中力，見当識など ●話しているときの思考過程の明瞭さ，表現の適切さ（現実と一致していない表現などがないか） ●バイタルサイン，食欲，睡眠（熟睡感） ●欠勤・欠席など

🎤 INTERVIEW

「コーピング反応」に関するインタビュー

- ● この1〜2年のあいだで，ご家族や親しい友人などの大切な人をなくされていますか．
- ● この1〜2年のあいだに，転職，離婚，災害などを経験していますか．
- ● 問題が起こったとき，プレッシャーを感じたとき，どなたか相談できる人はいますか．
- ● 大きな問題やプレッシャーがかかったとき，どうしていますか．
- ● ストレス解消法を何かもっていますか．
- ● ストレス解消のためにお酒や薬に頼るような日がありますか．

▌類（クラス）3　神経行動学的ストレス

類の定義	神経と脳の機能を反映した行動反応

　「神経行動学的ストレス」は，脊椎損傷後に起こる神経系の反応や，頭蓋内量に関係する機能破綻を起こしているような状態で使われることになります．また，乳児の行動が環境に影響された場合や，神経行動の段階で障害として現れている場合も，この類（クラス）に入ります．これらの看護診断は，神経や脳機能に障害があって，とくに第6・第7・第8胸髄によって生じる交感神経系の反応などに多くみられる場合に用いられます．これらの反応や行動は，環境が要因となって引き起こされることが多くあります．この場合，脳の損傷の程度を把握することが大切です．

　乳児の場合，母親の妊娠週数や日常生活の習慣などが母胎内に影響を及ぼし，それが乳児にも現れてくるため，母胎の維持が重要な観察項目になります．誕生直後の新生児は，全身状態の観察が大変重要です．

　また，抽象的な判断を求められても，推論は10歳以下の子どもには難しいものです．この年代の子どもは発達段階の程度により判断力に違いがあるため，覚醒時の状態や，両親の注意力や報告も大切な判断材料です．遊びをとおした観察はとくに大切です．

観察の視点：神経行動学的ストレス

主観的データ	●身体の痛みの箇所 ●痛みの感じ方（痛みが生じやすい場面や体勢，痛みの種類など）
客観的データ	●全身状態（生理的なもの，運動器官など） ●態度（いらいら感，じっとしていられず落ち着きがない，ぎくしゃくした様子など） ●乳児の障害と親自身の生活習慣に関する両親の知識の程度 ●母親の日常生活習慣（睡眠薬の常用，喫煙など）

文　献

1）古橋洋子監：患者さんの情報収集ガイドブック．第2版，メヂカルフレンド社，2010.
2）T. Heather Herdman，Shigemi Kamitsuru 編（上鶴重美訳）：NANDA-I 看護診断−定義と分類 2021-2023．原書第12版，医学書院，2021.

9

コーピング／ストレス耐性

生活原理
Life Principles

▶「生活原理」とは

領域（ドメイン）の定義	真実または本質的な価値と見なされている，行為・慣習・制度に関する，日頃の行い・思考・行動の根底にある原則

　この領域（ドメイン）の類（クラス）には「価値観」「信念」「価値観／信念／行動の一致」があります．人生のある時期に何かの決断や意思決定をするときの指針となるもので，大変重要な領域になっています．人生のなかで何を大切だと思っているか，何を感じているのか，そして自分の健康に関することや生活の質，自分の価値観や信念などについて葛藤がある場合に活用される領域です．

　私たちには必ず自分の生き方や考え方があって，現在の自分がそこに存在します．哲学的でちょっと難しく聞こえるかもしれませんが，信念などを問うときは，必ずその人の哲学的な価値観を問う必要が出てきます．哲学的な考え方は，その人の生き方に表れてきます．毎日生活している様子を観察すると，ある一定の習慣がみえてきます．その一定の習慣を形づくっているのが，その人の価値観です．

　価値観は家族環境や友人関係など，さまざまな人々から影響を受けて形成されていきます．そして自然に定着していくか，または強力に刺激を受けた人を崇拝していくかなど，その個人が影響を受ける過程は，本当に千差万別です．しかし，それらに共通していえることは，どんな刺激を受けても，なんら影響されず，変化しないという人もいるということです．これらはすべて，その個人の考え方に左右されます．また，まったく意識しないままとっている行動が，習慣となりパターン化されて，知らず知らずにその人の価値観や信念を形づくっている場合もあります．

類（クラス）ごとのアセスメントのポイント

類（クラス）1　価値観

類の定義	好ましい行動様式や最終状態の識別とランク付け

類（クラス）2　信念

類の定義	真実である，または本質的な価値があるとみなされている行為・慣習・制度に関する意見，期待，または判断

　「信念」は自分が生きている意味を見出し，文化的存在（美術，音楽，文学，自然）や他者のもっているものを自分が生きている目的と統合していける能力のことです．

　また，この「信念」は，個人のウエルビーイングやQOL（生活の質）の満足感，スピリチュアルヘルスとして，自己を超えた生命・自然などが卓越した力を自分に与えてくれると信じて生活できることであったりします．自分が現在経験しているさまざまなことに喜びや勇気を感じ，創造するエネルギーを発揮できるようなときに用いられます．

観察の視点：信念

主観的データ	●没頭できる興味，趣味 ●興味，趣味への没頭による感情的なエネルギーの高まりなど
客観的データ	●興味，趣味について患者さんが話しているときの様子（目が生き生きしているか，楽しそうに夢中になっているか，など）

「信念」に関するインタビュー

- 今の趣味や，興味があり没頭できることはなんですか．
- そのことに没頭しているときはどんな気分ですか．

類（クラス）3　価値観／信念／行動の一致

類の定義　価値観と信念と行動との間で得られた調和やバランス

　「価値観／信念／行動の一致」とは，人生のなかで自分のとるべき道を選択するときに悩んだり，人生の意味が見出せず思い悩んでいるような場合に用いられます．また，反対にゆるぎない価値観や信念があり，自分の日常生活は，健康面などへの配慮が効果的にできていると思い，信念を曲げず実行したり，ときには人の助言を聞き入れられない状態に陥っているような場合にも用いられます．

　この類で取り上げられる「信仰心」は国により異なる文化的背景があります．米国にはたくさんの文献があり，その文献的裏づけをもとに決定されています．わが国の場合，葬式は仏教式であげ，お正月には神社に参詣するなど，ある意味で習慣化・形骸化した宗教的バックボーンをもつ人が多いとされ，たとえば入信しているキリスト教の信者は国民の1％程度といわれています．

　入院される患者さんには，さまざまな背景があります．宗教的信仰をもっている人がいる一方で，一定の宗教をもたない患者さんもいます．しかし，人には，宗教的信仰とは別に，ふだんは隠れている根源的な魂の存在を体感する本性があるともいわれます．その体感を強く感じている人がいることを念頭において，看護する必要があると思います．

　このようなアセスメントを行う際の客観的データとしては，患者さんの宗教的な実践（お経を読む，祈る，宗教の本をベッドサイドに置くなど）を観察し，主観的データとしては宗教的信念の有無やその内容を聴取します．

INTERVIEW

「価値観／信念／行動の一致」に関するインタビュー

- あなたにとって人生でいちばん大切なものはなんですか.
- あなたが物事を決めるときに，影響するのはどんなものですか.
- 人生の希望や生き方の源になっているものはなんですか.
- 何か宗教をもっていますか，それはあなたにとって大切なものですか.
- 生活習慣のなかで，守っている規律のようなものはありますか.
- 毎日行う宗教の大切な習慣などはありますか.
- 宗教のほかに，とても大切にしているものはありますか.

10

生活原理

文　献

1) T. Heather Herdman，Shigemi Kamitsuru 編（上鶴重美訳）：NANDA-I 看護診断－定義と分類 2021-2023. 原書第 12 版, 医学書院, 2021.
2) Elizabeth J. Taylor（江本愛子ほか監訳）：スピリチュアルケア─看護のための理論・研究・実践. 医学書院, 2008.

⑪ 安全／防御
Safety/Protection

● 「安全／防御」とは

領域（ドメイン）の定義	危険や身体損傷や免疫系の損傷がないこと，損失の予防，安全と安心の保障

　「安全／防御」は定義の説明だけではイメージしにくいと思いますので，もう少し具体的に内容を確認していきましょう．

　私たちは自分自身を守るために，迫ってくる危険を感知したら身体を動かして危険を回避したり，目に見えない病原微生物に対しては皮膚や粘膜で侵入を防御し，免疫システムがはたらいて感染の発生を防いだりします．また，体温の上昇・下降に対しては適切に対応したり，自殺などを考えた場合でも上手に対処して思いとどまったりします．このイメージで「安全／防御」を見なおすと，患者さんの身体に病原体の侵入や損傷の危険がないか，または増悪の可能性がないかなどを，患者さんの病態や行動などに基づいて観察し，さらに安全に対する患者さんの意識や周囲の環境も含めて観察を続け，患者さんの状態と取りまく環境の双方から，安全性のリスクについてアセスメントする領域（ドメイン）といえます．

　このように「安全／防御」は非常に広い概念を含んでいるため，この領域では「2．栄養」「4．活動／休息」「5．知覚／認知」「6．自己知覚」などの領域のデータと関連させながらアセスメントします．

● 類（クラス）ごとのアセスメントのポイント

　「安全／防御」には「感染」「身体損傷」「暴力」「環境危険」「防御的プロセス」「体温調節」の6つの類（クラス）があります．観察内容とアセスメントのポイントを確認していきます．

▌類（クラス）1　感染

類の定義	病原性侵襲に続く宿主反応

　ここでは感染の成立にかかわる情報を広く収集します．病原体の侵入を遮断しているのは皮膚と粘膜のため，まずは皮膚と粘膜が十分に防御機能のある状態かを確認します．また，侵入した病原体に対しては免疫能で感染の成立を防御するため，表34に示す検査データで免疫能を確認します．

　慢性疾患や感染症に罹患した既往の有無や，現在の感染症の罹患状況，治療による免疫力の低下，予防接種の実施状況や知識の程度などにも配慮して観察します．健康状態や健康管理に関する領域（ドメイン）「1．ヘルスプロモーション」や，健康な皮膚や粘膜，免疫をつくり出すのに必要な領域「2．栄養」のデータも併せてアセスメントします．

観察の視点：感染

主観的データ	●発疹，発熱，悪寒，食欲不振，血尿などの症状が出ているか ●生後 28 日間の新生児の症状（チアノーゼ，体温，脈拍，下痢，嘔吐，けいれん） ●感染症（特定の）に対する予防法の知識 ●感染症（特定の）罹患歴と治療内容 ●現在罹患している感染症の症状や予防接種の実施状況と知識
客観的データ	●感染症の症状の有無と程度 ●検査データ：白血球数,白血球分画,A/G 比（アルブミン・グロブリン比），C 反応性タンパク（CRP），X 線検査,細菌検査（栄養状態のデータは表7[p.44-45]参照） ●免疫低下をきたしやすい治療（化学療法,放射線治療など）の有無 ●性感染 ●近所で感染症の発生があるか（発疹などの皮膚の状態）.

　現在は，感染対策としてのスタンダード・プリコーション（標準予防策）が実施

表34　免疫能に関する検査データ

検査項目	基準値	単位	備考
白血球数（WBC）	男 3,900 ～ 9,800 女 3,500 ～ 9,100	/μL /μL	
〈白血球分画〉 　好中球桿状核	男 0 ～ 17 女 0 ～ 18	% %	
好中球分葉核	男 27 ～ 70 女 28 ～ 72	% %	
好酸球	0 ～ 3	%	
好塩基球	0 ～ 1	%	
リンパ球	男 19 ～ 59 女 18 ～ 58	% %	
単球	0 ～ 12	%	
A/G比（アルブミン・グロブリン比）	1.3 ～ 2.0		A/G比の増加は免疫グロブリンの低下を示す
C反応性タンパク（CRP）	＜ 0.6	μg/dL*	＊ラテックス免疫比濁法

（竹田津文俊監：検査値ミニノート. 学研メディカル秀潤社，2013. を参考に作成）

されています．そして，感染の早期発見と感染経路遮断のために迅速な活動ができるよう施設には感染対策委員会が組織され，院内感染防止のための取り組みがなされています．感染を起こさないためには，毎日の看護ケアの積み重ねが大切で，感染防止は看護師一人ひとりの努力により達成できるのです．

類（クラス）2　身体損傷

類の定義	肉体的危害や傷

「身体損傷」の身体とは，全身の皮膚と口腔や食道・気道を含む粘膜，歯牙や末梢神経，末梢の血管などです．「身体損傷」では，全身の損傷についてアセスメントすることになります．

　具体的には患者の転倒・転落のリスク，褥瘡の発生するリスクや発生した褥瘡の評価などがあります．

　転倒では，各病院にある「転倒アセスメントスコアシート」（表35）などを用いて，危険度を分析することができます．

　褥瘡の評価で参考になるのは図28の褥瘡の分類です．これは褥瘡の深達度が基準となっています．それぞれのステージの特徴を確認してください．体位別の褥瘡好発部位を図29（p.140）に示します．

　「身体損傷」の"**観察の視点**"をまとめると次のようになります．

観察の視点：身体損傷

主観的データ	●局所の発赤・腫脹・疼痛の有無 ●好きな姿勢をとり続けている ●感覚が鈍くなっている ●褥瘡の発生・予防方法の知識の有無と程度
客観的データ	●栄養状態 ●代謝異常の有無 ●浮腫の有無と程度 ●薬物療法の有無と内容 ●放射線治療の有無と内容・照射部位 ●皮膚の弾力性（緊張の程度） ●骨の突出の有無と程度（ギプスによって圧迫されている） ●失禁や発汗などによる皮膚の湿潤 ●自分で動ける ●拘束帯などによる局所の圧迫 ●皮膚がリネン・寝衣によって引き伸ばされている（摩擦がある）

⑪
安全／防御

　褥瘡発生のリスクはブレーデンスケール（p.141-143，表36）を用いて測定します．褥瘡の発生要因（6項目）を評価（採点）します．採点は低いほど褥瘡のリスクが高く，日本では14点以下になると褥瘡が発生しやすくなるという報告があります．

表35　転倒アセスメントスコアシートの例

分類	項目	スコア	評価
年齢	□70歳以上	1	
転倒経験	□転倒・転落したことがある	1	
活動領域	□足腰の弱り，筋力の低下がある	2	
	□車椅子・杖・歩行器を使用している		
	□ふらつきがある（バランスを崩しやすい）		
認識力	□不穏行動がある	3	
	□自立心が強い		
	□理解力・記憶力の低下がある		
	□何でもできると自分を過大評価する		
排泄	□排泄時見守りが必要	2	
	□排泄介助が必要		
	□夜間トイレに行く		
薬剤使用	□麻薬	5	
	□抗うつ剤	4	
	□浣腸・緩下剤	3	
	□睡眠安定剤	1	
	□降圧利尿剤	1	
環境	□転科・転棟・転室をした	4	
	□点滴・酸素吸入をしている	2	
【危険度と評価スコアの合計】		合計	
危険度Ⅰ（0～4点）転倒を起こす可能性がある		危険度	
危険度Ⅱ（5～15点）転倒を起こしやすい			
危険度Ⅲ（16点以上）転倒をよく起こす		サイン	

（森田恵美子ほか：転倒アセスメントスコアシートの改訂と看護師の評価者間一致性の検討．日本看護管理学会誌，14（1）：55, 2010．より引用）

疑DTI	ステージⅠ	ステージⅡ
・圧力および／または剪断力で生じる皮下軟部組織の損傷による限局性の紫色または栗色の皮膚変色，または血疱 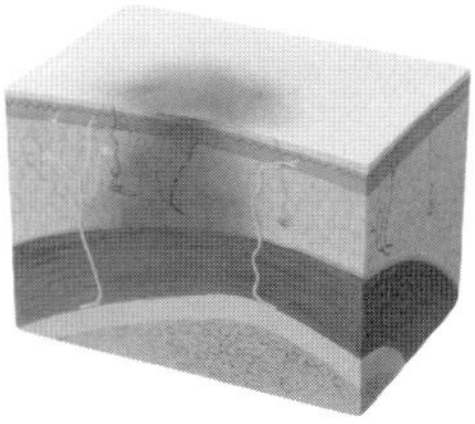	・通常，骨突出部位に限局する消退しない発赤を伴う損傷のない皮膚 ・暗色部位は明白に消退せず，その色は周囲の皮膚と異なることがある 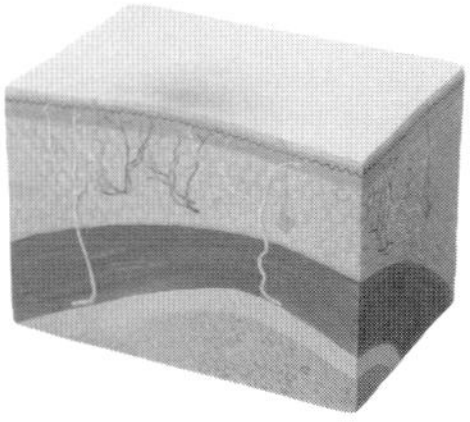	・真皮の部分欠損は，スラフ（粘性壊死組織）を伴わない赤色または薄赤色の創底をもつ浅い開放潰瘍として現れる ・破損していないまたは開放した／破裂した血清が充満した水疱として現れることがある 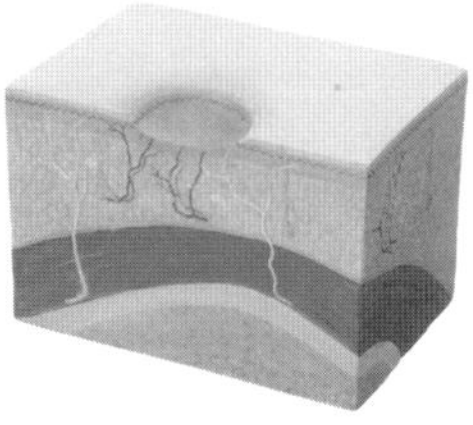

ステージⅢ	ステージⅣ	判定不能
・全層組織欠損 ・皮下脂肪は確認できるが，骨，腱，筋肉は露出していないことがある ・スラフが存在することがあるが，組織欠損の深度が判別できないほどではない ・ポケットや瘻孔が存在することがある 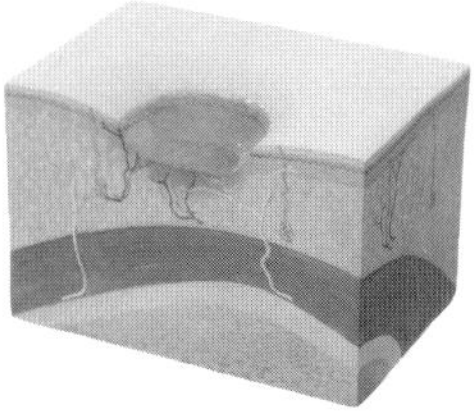	・骨，腱，筋肉は露出を伴う全層組織欠損 ・黄色または黒色壊死が創底に存在することがある ・ポケットや瘻孔を伴うことが多い 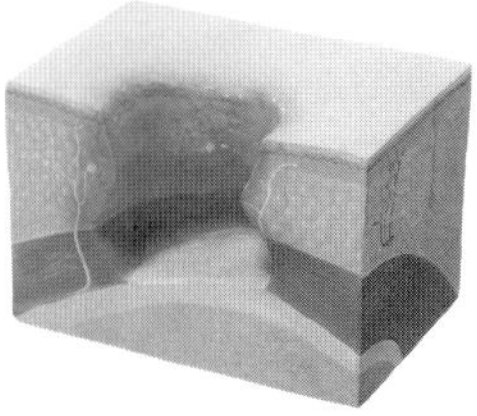	・創底で潰瘍の底面がスラフ（黄色，黄褐色，灰色，または茶色）および／またはエスカー（硬い壊死組織，黄褐色，茶色，または黒色）で覆われている全層組織欠損 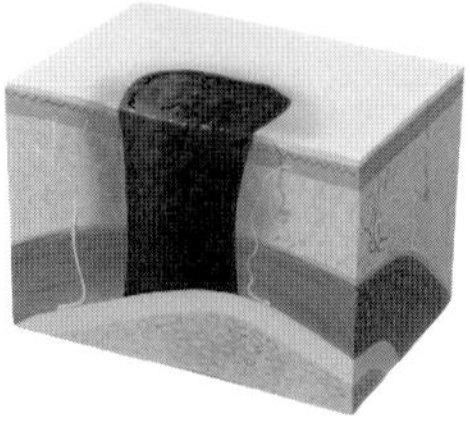

図28 全米褥瘡諮問委員会（NPUAP）の深達度による分類

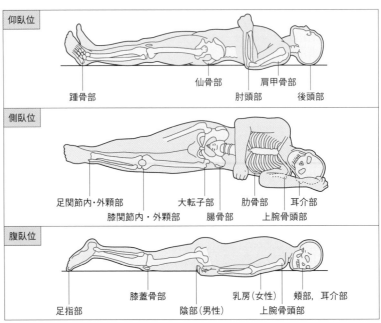

（D.J.Gosnell：Assessment and evaluation of pressure sores．Nursing clinics of North America，22（2）399-416，1987．より引用）

図 29　体位別の褥瘡好発部位

表36　ブレーデンスケール

患者氏名：　　　　　　　　評価者氏名：

評価日　（　　/　　）

知覚の認知	**1．まったく知覚なし** 痛みに対する反応（うめく，避ける，つかむなど）なし．この反応は，意識レベルの低下や鎮静による．あるいは身体のおおよそ全体にわたり痛覚の障害がある	**2．重度の障害あり** 痛みのみに反応する．不快感を伝えるときには，うめくことや身の置き場なく動くことしかできない．あるいは，知覚障害があり，身体の1/2以上にわたり痛みや不快感の感じ方が完全ではない	**3．軽度の障害あり** 呼びかけに反応する．しかし，不快感や体位変換のニードを伝えることがいつもできるとはかぎらない．あるいは，いくぶん知覚障害があり，四肢の1～2本において痛みや不快感の感じ方が完全でない部位がある	**4．障害なし** 呼びかけに反応する．知覚欠損はなく，痛みや不快感を訴えることができる	
湿潤	**1．常に湿っている** 皮膚は汗や尿などのために，ほとんどいつも湿っている．患者を移動したり，体位変換するごとに湿気が認められる	**2．たいてい湿っている** 皮膚はいつもではないが，しばしば湿っている．各勤務時間中に少なくとも1回は寝衣・寝具を交換しなければならない	**3．ときどき湿っている** 皮膚はときどき湿っている．定期的な交換以外に，1日1回程度，寝衣・寝具を追加して交換する必要がある	**4．めったに湿っていない** 皮膚は通常乾燥している．定期的に寝衣・寝具を交換すればよい	
活動性	**1．臥床** 寝たきりの状態である	**2．坐位可能** ほとんど，または，まったく歩けない．自力で体重を支えられなかったり，椅子や車椅子に座るときは，介助が必要であったりする	**3．ときどき歩行可能** 介助の有無にかかわらず，日中ときどき歩くが，非常に短い距離に限られる．各勤務時間内にほとんどの時間を床上で過ごす	**4．歩行可能** 起きているあいだは少なくとも1日2回は部屋の外を歩く．そして少なくとも2時間に1回は室内を歩く	

可動性	1．まったく体動なし	2．非常に限られる	3．やや限られる	4．自由に体動する	
	介助なしでは，体幹または四肢を少しも動かさない	ときどき体幹または四肢を少し動かす．しかし，しばしば自力で動かしたり，または有効な（圧迫を除去するような）体動はしない	少しの動きではあるが，しばしば自力で体幹または四肢を動かす	介助なしで頻回にかつ適切な（体位を変えるような）体動をする	
栄養状態	1．不良	2．やや不良	3．良好	4．非常に良好	
	決して全量摂取しない．めったに出された食事の1/3以上を食べない．タンパク質・乳製品は1日2皿（カップ）分以下の摂取である．水分摂取が不足している．消化態栄養剤（半消化態，経腸栄養剤）の補充はない．あるいは，絶食であったり，透明な流動食（茶，ジュースなど）なら摂取したりする．または，末梢点滴を5日間以上続けている	めったに全量摂取しない．ふだんは，出された食事の約1/2しか食べない．タンパク質・乳製品は1日3皿（カップ）分以下の摂取である．ときどき消化態栄養剤（半消化態，経腸栄養剤）を摂取することがある．あるいは，流動食や経管栄養を受けているが，その量は1日必要摂取量以下である	たいていは1日3回以上食事をし，1食につき半分以上は食べる．タンパク質・乳製品を1日4皿（カップ）分摂取する．ときどき食事を拒否することもあるが，勧めれば通常補食する．あるいは，栄養的におおよそ整った経管栄養や高カロリー輸液を受けている	毎食おおよそ食べる．通常はタンパク質・乳製品は1日4皿（カップ）分以上摂取する．ときどき間食（おやつ）を食べる．補食する必要はない	

表36 (つづき)

摩擦とずれ	1. 問題あり 移動のためには,中等度から最大限の介助を要する.シーツでこすれずに身体を移動することは不可能である.しばしば床上や椅子の上でずり落ち,全面介助で何度ももとの位置に戻すことが必要となる.けいれん,拘縮,振戦は持続的に摩擦を引き起こす	2. 潜在的に問題あり 弱々しく動く,または最小限の介助が必要である.移動時,皮膚は,ある程度シーツや椅子,抑制帯,補助具などにこすれている可能性がある.たいがいの時間は,椅子や床上で比較的よい体位を保つことができる	3. 問題なし 自力で椅子や床上を動き,移動中十分に身体を支える筋力を備えている.いつでも,椅子や床上でよい体位を保つことができる	
				Total

(Copyright:Braden,Bergstrom,1988.翻訳:真田弘美[東京大学大学院医学系研究科健康科学・看護学専攻],大岡みち子[North West Community Hospital,IL,U.S.A])

類(クラス)3　暴力

類の定義　傷害や虐待の原因となる過度の腕力や力の行使

　「暴力」では,誰にどんな「暴力」を振るったのか(振るう危険性があるのか)と,なぜ「暴力」という行動をとったのか(とりやすいのか)を確認し,患者さんの内面的葛藤に配慮しながら,それに対する対処方法についてアセスメントします.

　内面的葛藤には,自分で自分がわからない,自分には価値がない,周囲に疎外されている,皆が私を傷つける,どうしようもない怒りを感じる,などがあります.これらは大脳の器質的変化や代謝障害,家族関係やストレスに対する耐性などが要因となり,成育過程のなかで積み重ねられて形成されていきます.患者さんの人間性に迫って,患者さんと一緒に「暴力」という行動をとらない方法を模索していきます.そのため他領域の「6.自己知覚」や「7.役割関係」「9.コーピング/

⑪

安全/防御

ストレス耐性」の観察の視点も視野に入れながら，継続的に観察します．

以上から**"観察の視点"**をまとめると，次のようになります．

観察の視点：暴力

主観的データ	●本人が認識しているセルフイメージ ●死にたいと言う ●どうしようもない怒りを感じることがある ●ストレスの有無とストレス耐性，ストレッサーとコーピング方法 ●過去の体験（暴力，虐待，いじめ，ネグレクト，レイプ，知人や家族の死など） ●自殺未遂の有無，方法，要因 ●既往歴（アルコール依存など），家族歴
客観的データ	●年齢，発育状況 ●身体の擦過傷・咬傷・熱傷などの有無 ●創部の治癒の遅延（創部をいじる）の有無 ●薬物，ナイフ，銃などの入手の容易さ ●支援者の有無 ●ボディランゲージ

また，次のようなインタビューをしてみるのもよいでしょう．

✎ INTERVIEW

「暴力」に関するインタビュー
- 悩みを打ち明けられる家族や友人がいますか．
- 親しくしていた人のことを急に疎遠に感じてしまったことがありますか．
- 無性にいらいらしたりしますか．

▌類（クラス）4　環境危険

類の定義	周辺にある危険の根源

　「環境危険」における危険の発生源には農薬，化学物質，生物，公害，廃棄物，放射能があり，これらによって皮膚や消化器，肝臓や腎臓などの身体にどんな反応が起こっているか，または起こる可能性があるかをアセスメントします．また，中毒については，薬物に対して起こる反応の可能性についてアセスメントします．

　危険の発生源では日常生活のなかで接触する有害物質と，日常生活では接触する可能性のほとんどない物質の両方が対象になっています．これは大規模な事故や災害（天災，人災）といった状況を含んでいるからです．また，妊娠中の喫煙と胎児の関係についても，この類に含まれます．

　以上から，人体に有害なあらゆる物質により身体に現れる反応についてアセスメントする類といえます．接触した物質の情報を手に入れたら，身体のどこにどのような反応が出やすいのかを明確にしたうえで，全身の観察を行う必要があります．

観察の視点：環境危険

主観的データ	●接触したと考えられる物質と場所 ●気分不快，悪心・嘔吐，倦怠感，発熱，意識混濁，意識消失，しびれ，息苦しさ，視力低下，皮膚の炎症の有無など ●喫煙歴 ●接触した物質に関する知識の有無と程度 ●環境汚染のなかでの在胎日数
客観的データ	●農薬を扱う環境にいた ●化学物質を扱う環境にいた ●接触した物質名・量（時間）・場所 ●接触した物質に特有の症状の有無と程度（血液データを含む） ●成長・発達の状態 ●危険回避の教育の有無と程度 ●家庭内の危険物の管理方法（管理場所，施錠の有無，安全確認の頻度など）

⑪

安全／防御

類（クラス）5　防御的プロセス

類の定義　自己が非自己から自分を守るプロセス

　「防御的プロセス」は，具体的にはアレルギー反応についてアセスメントします．

　アナフィラキシーは，表37に示す物質との接触後，急激にアレルギー反応を引き起こす即時型（Ⅰ型アレルギー）に分類されます．症状は「何か変な感じがする」という前駆症状の後，呼吸困難や血圧の下降，意識の消失などのいわゆるショック状態に陥り，死亡する場合もあります．

　アナフィラキシーの原因物質のラテックスは，医療用手袋やカテーテル，点滴のルートなど，医療の現場で頻繁に使用される物品に含まれていて，処置や援助を受けるときに接触する機会が多い物質です．また，最近ではパソコンを使用する機会も増えてきていますが，マウスにもラテックスが使われていることがあり，パソコ

表37　アナフィラキシーを起こしやすい物質

抗生物質	ペニシリン，テトラサイクリンなど
非ステロイド性抗炎症薬	サリチル酸製剤，インドメタシンなど
ホルモン薬	インスリン，副腎皮質刺激ホルモン（ACTH）など
酵素製剤	トリプシン，L-アスパラギナーゼなど
麻酔薬	キシロカイン，オピアトなど
生物学的製剤	全血，グロブリン製剤，ワクチンなど
アレルゲンエキス検査用薬	造影剤，スルホブロムサルファレン（BSP）など
ポリサッカライド	デキストラン
食料品	卵，牛乳，バナナ，柑橘類，クルミ，ソバなど
動物毒液	昆虫（ハチなど），ヘビ
ラテックスゴム製品	ゴム製品（手袋，カテーテル，輪ゴムなど）

ンのそばにくると呼吸が苦しくなるという例なども報告されています．つまり，アレルギーを起こしやすい患者さんにとっては，通常の処置のリスクに加えて，ショックを起こすリスクも背負うことになります．

　以上をふまえて，ここでは「1．ヘルスプロモーション」の領域でアレルギーの既往の有無を確認したら，その原因物質やそのときの症状などを，できるだけ詳しくインタビューする必要があります．また，過去に何もアレルギー反応が出なかった人でも，ラテックスに接触する機会が増えればアナフィラキシーの発生確率が高くなるため，入院経験や期間，治療内容についても配慮して観察します．

　インタビューの例を次に示します．

✎ INTERVIEW

「防御的プロセス」に関するインタビュー
- これまで，何かに触ったときに呼吸が苦しくなったことはありますか．
- 何かを食べたときに発疹が出たりすることがありましたか．
- そのときは，どのように対処しましたか．

▌類（クラス）6　体温調節

類の定義	生体を保護する目的で体内の熱とエネルギーを調節する生理学的プロセス

　「体温調節」の定義にある有機体とは生物を指しますから，自分の身体（機能）を守る目的で，と読みかえることができます．

　それでは体温調節のメカニズムから確認してみましょう．

　生体内部の肝臓や腎臓，脳などを機能させるには，それぞれの臓器に関係する酵素の至適温度である $37 \sim 38℃$ （核心温度）に体温を調整する必要があります．

　食物を摂取して得たエネルギーの80％は熱エネルギーとして消費されます．熱産生は運動などで代謝が亢進した場合や，ふるえ，食後の代謝の亢進で起こります．また，熱放散は体表面から身体を取りまく環境に温度が移動する状況をいいます．熱放散にかかわる現象には放射，伝導，対流，蒸発などがあります．

11

安全／防御

147

熱産生と熱放散による体温調節を制御しているのは，視床下部にある体温調節中枢です．核心温度が上昇したときには皮膚血流量を増加し，汗を分泌して熱放散を促進するように制御します．反対に核心温度が下降した場合には代謝を亢進したり皮膚血流量を減少したりして熱産生を促進し，熱放散を抑制するように制御します．

　このようなメカニズムで体温調節は行われていますが，ときには発熱やうつ熱などの体温の異常な上昇が起こります．

　では，発熱はどのようにして起こるのでしょうか．発熱の原因は次の3つに分類できます．

Point　発熱の3つの原因

- 外因性発熱物質（病原微生物）や内因性発熱物質（組織の壊死や炎症刺激により単球やマクロファージなどから産生される物質）が体温調節中枢に作用すると，通常より高い体温に設定されます．そのため，熱産生は促進し熱放散を抑制するので発熱します．
- 脳血管障害や頭蓋骨骨折などで体温調節中枢が損傷を受けると発熱します．
- ヒステリーなどを起こすと，大脳皮質から体温調節中枢が影響を受けるため発熱します．

　以上から，発熱と解熱の状態は図30のように表せます．

　そして，体温測定を継続することで，その患者さんに特有の熱型を観察することができます．発熱の原因を探るヒントにもなるため，体温の変動も視野に入れて観察する必要があります．

　うつ熱は異常な暑さのなかで熱の放散が十分にできない場合や，熱の産生が過剰な場合に発生します．たとえば熱中症などが例にあげられます．熱中症では体温の上昇のほかに頭痛，めまい，虚脱感，意識低下などの症状が出現します．

　体温が生理的に正常な範囲に維持できているかという視点で観察を行います．

観察の視点：体温調節

主観的データ	●寒い，暑い ●体熱感を感じている，四肢末梢の冷感を感じている ●悪寒戦慄を感じている ●自覚症状（頭痛，めまい，悪心，虚脱感，口渇，動悸など）がある ●体温調節の知識の有無と資源の有無
客観的データ	●バイタルサイン測定（体温，脈拍数，呼吸数，血圧） ●顔色（蒼白，紅潮） ●発汗の有無 ●衣類・寝具を利用した体温調節の様子 ●環境（室温，湿度，気流） ●ふるえの有無 ●発熱を症状にもつ疾患の有無 ●脱水の有無 ●発熱を有害反応にもつ薬物の使用の有無

　腋窩での体温測定で核心温度に近い測定値を得るためには，腋窩を体温計に完全に密着させた状態で5～10分の時間をかけて測定することが必要になります．電

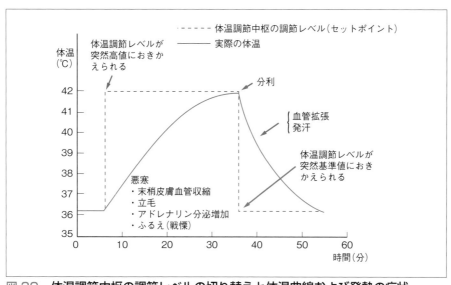

図30　体温調節中枢の調節レベルの切り替えと体温曲線および発熱の症状

⑪

安全／防御

表38　一般的な体温の分類

低温	36℃未満
平熱	36〜37℃未満
微熱	37〜38℃未満
中等度発熱	38〜39℃未満
高熱	39〜40.5℃未満
最高熱	40.5〜41.5℃未満
過熱	41.5℃以上

子体温計は1分間で予測温度を提示するため，短時間で測定値を知ることができる利点がありますが，氷囊や電気毛布の使用による体表面の温度に影響を受けるという欠点もあるため注意が必要です．

　体温測定の結果を一般的な体温の分類と比較するとアセスメントのヒントになります．一般的な体温の分類を表38に示します．

　また，臓器別に起こる体温の変化の目安である表6（p.39-41）も参考にしてください．

文　献

1）T. Heather Herdman，Shigemi Kamitsuru編（上鶴重美訳）：NANDA-I看護診断－定義と分類 2021-2023．原書第12版，医学書院，2021．
2）竹尾惠子監：看護技術プラクティス．第3版動画付き，学研メディカル秀潤社，2015．
3）真田弘美編：オールカラー褥瘡ケア完全ガイド―予測・予防・管理のすべて．学研メディカル秀潤社，2004．
4）黒江ゆり子編：専門分野Ⅱ成人看護学．第5版，新体系看護学全書，メヂカルフレンド社，2014．
5）森田孝子監：周手術期看護．Nursing selection 9，学研メディカル秀潤社，2003．
6）長谷川浩監：精神保健福祉．系統看護学講座別巻12，医学書院，2007．
7）Marion Johnsonほか編（藤村龍子監訳）：看護診断・成果・介入―NANDA，NOC，NICのリンケージ．第2版，医学書院，2006．
8）芦川和高監：ナースのための図解からだの話．学研メディカル秀潤社，2000．
9）日本看護協会編：看護業務基準 2016年度改訂版．日本看護協会，2016．
10）森田恵美子ほか：転倒アセスメントスコアシートの改訂と看護師の評価者間一致性の検討．日本看護管理学会誌，14（1）：55，2010．

12 安楽
Comfort

▶「安楽」とは

領域（ドメイン）の定義	精神的，身体的，社会的なウェルビーイングまたは安心感

　「安楽」とは，学研国語大辞典（学研プラス）では「苦痛がなくやすらかであること」とあります．NANDA-I 看護診断では，現在は「身体的安楽」「環境的安楽」「社会的安楽」の3つの類（クラス）があげられています．中核は身体的な安楽と考えてよいでしょう．本人にしかわからない感覚である苦痛を，客観的データの収集に基づき看護診断として分類しています．

　また，人間は社会に所属して人と人とのかかわりをもって生活する動物ですので，その所属する社会のなかでの安寧も求めているとされます．

　身体的苦痛として「悪心」「急性疼痛」「慢性疼痛」「慢性疼痛シンドローム」「分娩陣痛」，社会的苦痛として「孤独感リスク状態」「社会的孤立」があげられています．

▶ 類（クラス）ごとのアセスメントのポイント

⑫

安楽

類（クラス）1　身体的安楽

類の定義	ウェルビーイングや安心感や苦痛のないこと

　苦痛の尺度には個人差があり，痛みの表現方法も人によって変わります．痛みは本人にしかわかりません．目安としてペインスケール（図31）などを用い，強さを確認するようにしましょう．さらに客観的な情報や各種の指標も用いて診断を確定していきます．

また，痛みには，患者さんの外観（表情の変
化など）をみても痛みの部位がわからない場合
があります．頭痛，胸痛，腹痛がそうです．

　頭痛がある場合に考えられる疾患は，くも膜
下出血や脳内出血，急性髄膜炎などです．これ
らの疾患では，痛み方の頻度や随伴症状の観察
が重要なポイントになってきます．

　胸痛がある場合は，狭心症や胸部大動脈破裂，
自然気胸，胆嚢炎など，多くの関連疾患が考え

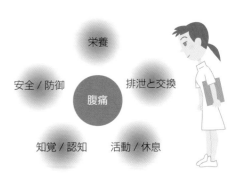

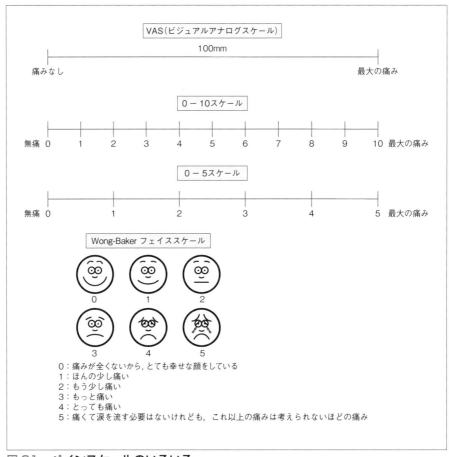

図31　ペインスケールのいろいろ

られます．胸痛の部位，どんな胸痛なのか，また，既往歴に関連する疾患がないかを確認することを忘れないでください．

腹痛がある場合は，心窩部・右季肋部・左季肋部・臍周囲・下腹部・腹部全体の触診や観察が必要になってきます．この場合，関連する領域として，たとえば「2．栄養」「3．排泄と交換」「4．活動／休息」「5．知覚／認知」「11．安全／防御」にも結びつけてデータをとっていく必要があります．

なお，表6（p.39-41）に，バイタルサインの症状と観察項目，考えられる疾患を示していますので，参考にしてアセスメントに生かしてください．

観察の視点：身体的安楽

主観的データ	●痛み ●吐き気 ●食物に対する嫌悪感，食欲不振 ●口腔内の酸っぱい味
客観的データ	●苦悶様顔貌 ●疼痛があることを表現する言動 ●疼痛を避ける，かばう体位 ●筋緊張 ●バイタルサインの変化 ●痛みの終わりの予測 ●痛みの持続時間，再燃間隔，強弱 ●睡眠障害 ●唾液分泌の増加 ●嚥下回数の増加 ●誤嚥 ●口腔衛生 ●体液バランスのデータ，IN/OUT ●服薬の効果は期待できるか ●本人の行動で悪心が軽減（管理）されうるか

⑫
安楽

▌類（クラス）2 　環境的安楽

類の定義	環境内での，または環境との，ウェルビーイングや安心感

「安楽」は環境によってももたらされています．身体的に安楽で良好な状態であっても，環境により大きく左右されるものであることを認識しておきましょう．

▌類（クラス）3　社会的安楽

類の定義	自分の社会的状況へのウェルビーイングや安心感

　社会に溶け込めなくなる状態はいろいろあるため，患者さんをよく観察して，その状態をアセスメントすることが大切です．

観察の視点：社会的安楽

主観的データ	●孤独感 ●疎外感 ●人が自分を避けているように思うことがある． ●自分の身体のことが気になり，外に出かけたくない． ●悲しい ●退屈
客観的データ	●他者に無関心 ●コミュニケーションの障害 ●アイコンタクトをとらない ●動作が落ち着かない ●友人をもとうとしない ●一人でいることが多い ●無口，引きこもっている ●自分の考えに没頭している ●発達上の遅れ ●精神状態の変化の確認

　インタビューする際には次のような問いかけを参考にしてください．ただし，患者さんは大変ナーバスな状態であることも考えられますので，心を閉ざしてしまわないように様子を観察し，適宜，慎重に行いましょう．

INTERVIEW

「社会的安楽」に関するインタビュー
- グループのなかに溶け込めていますか.
- 一人のほうが落ち着きますか.
- 身体のことでハンディがあると思いますか.
- 自分の居場所がありますか.
- どんな気持ち(あるいは心持ち)で生活していますか.

⑫
安楽

文　献

1) T. Heather Herdman, Shigemi Kamitsuru 編(上鶴重美訳):NANDA-I 看護診断－定義と分類 2021-2023. 原書第 12 版, 医学書院, 2021.
2) Sue Moorhead ほか編(黒田裕子ほか監訳):看護成果分類(NOC)―成果測定のための指標・測定. 原著第 6 版, エルゼビア・ジャパン, 2018.

⑬ 成長／発達
Growth/Development

▶「成長／発達」とは

領域（ドメイン）の定義	年齢に応じた身体面の発育，臓器系の成熟，発達の目安にそった発育

　人は青年期まではとくにめざましい成長と発達を遂げますが，この領域（ドメイン）は，その過程がバランスのよいものであるかという視点でみていきます．成人期に入ると身長や体重などの身体的な成長は下降に転じますが，臓器を含む身体機能は成熟すると考えられています．人は認知的な側面や心理的・精神的側面で発達を続け，生活を営み，安定して暮らしつづけていく存在であることが前提とされています．そのためには希望や生きがいが必要であることも前提となります．

　「成長」は身体面が大きくなっていくことにより，臓器などの成熟を伴います．「発達」は，ある1つの段階から次の段階へ向かっての変化や進展を表すものであり，「生涯における一連の里程表にそった進行あるいは退行」と定義されています．日常生活や社会生活を営み，加齢によって変化していくことで喪失するものがあることを意味しています．「成長」は身体的成長という意味合いが強いのに対して，「発達」は社会的なかかわりによって生じる，認知的・心理的・精神的・情緒的な成長・進展・変化という意味合いになります．

　「成長／発達」の領域では，身体的な成長発達，心理的・精神的な成長発達，認知的な成長発達の度合いや影響するものをトータルにみていく必要があります．とくに小児のアセスメントを行う際などには，養育環境や背景も十分にみることが大切です．

▶ 類(クラス)ごとのアセスメントのポイント

▎類(クラス)1 成長

類の定義	身体面の増大または臓器系の成熟

▎類(クラス)2 発達

類の定義	一般に認められている一連の目安にそった生涯にわたる発育や退行

「発達」は,主に認知的・心理的・精神的な発達についての情報,それらに影響を及ぼす疾患や病態の有無から判断していきます.もともとの病気から由来して,運動や表現能力が本来の発達段階から逸脱した状態です.なかには,虐待を受けるなど適切な養育が受けられない状態にあったために,発達が遅れているということも考えられます.また,妊娠時に異常があったり,児が未熟であったりして成長が遅れている可能性もあるかもしれません.言語的表現ができなかったり,一般社会の規律に合わせた行動がとれず,日常生活が送りにくかったり,一般的な生活基準に遅れがみられることもある状態です.

いずれにしても,心理面・認知面・心理社会面の発達段階を標準的な過程と比較してデータをとる必要があります.たとえば「発達」の類では,在胎週数22〜37週未満の新生児の生理的・行動的機能の発達をアセスメントするとき,母親の母性愛着プロセスのデータなども重要になってきます.

⑬

成長／発達

観察の視点：発達

主観的データ	本人（子ども）	●日常の楽しみ（好きな遊び，やりたいことなど） ●食欲の有無（好きな食べ物） ●将来の希望（なりたい職業，どんな暮らしがしたいか）
	親（養育者）	●子どもの成長について感じていること ●子どもへの愛情（計画外の妊娠，育児不安） ●経済状況 ●平均的な1日の生活状況 ●食生活の状況
客観的データ	本人（子ども）	●月齢，年齢 ●身長，体重（BMI，ローレル指数，カウプ指数，身体計測値との比較） ●発達水準と照合した成長の度合い（成長曲線との比較） ●周囲への関心の有無 ●身体障害の有無（あざ，運動機能） ●食事，排泄などのセルフケアの確立 ●コミュニケーションの特徴（会話，非言語的コミュニケーションの様子） ●服装など，身体の清潔
	親（養育者）	●年齢，家族構成 ●身体障害，精神障害，物質乱用の有無 ●精神状態（落ち着き，困惑など） ●子どもへの態度（虐待の可能性） ●服装など，身体の清潔

この領域は，ほかの領域と関連したデータの収集も大切になります．

"**観察の視点**"のような内容を観察して，次のようなインタビューをします．

✐ INTERVIEW

「発達」に関するインタビュー（本人）

- 毎日は楽しいですか.
- 何をしているときが楽しいですか.
- 今，やりたいことがありますか.
- この先，何かやりたいと思っていることはありますか.
- お腹は空きますか.
- お母さん，お父さんとうまくいっていますか.

⑬
成長／発達

文　献

1）T. Heather Herdman, Shigemi Kamitsuru 編（上鶴重美訳）：NANDA-I 看護診断－定義と分類 2021-2023. 原書第 12 版, 医学書院, 2021.
2）Sue Moorhead ほか編（黒田裕子ほか監訳）：看護成果分類（NOC）―成果測定のための指標・測定. 原著第 6 版, エルゼビア・ジャパン, 2018.
3）Marion Johnson ほか編（藤村龍子監訳）：看護診断・成果・介入―NANDA, NOC, NIC のリンケージ. 第 2 版, 医学書院, 2006.
4）服部祥子：生涯人間発達論―人間への深い理解と愛情を育むために. 第 2 版, 医学書院, 2010.

第 **3** 章

間違えやすい
看護診断名の
鑑別診断

　本章では，看護診断名の定義の解釈に迷うものを抽出し，それらの看護診断名と定義を比較しながら看護診断を説明します．

＊本章に掲載されている看護診断名とその定義は，T. Heather Herdman, Shigemi Kamitsuru 編（上鶴重美訳）：NANDA-I看護診断－定義と分類 2021-2023. 原書第12版, 医学書院, 2021. より許可を得て転載．

① 鑑別診断の具体例

▶ 定義をよく読む

　看護診断のなかの診断指標や関連因子，またNANDA-I看護診断の「2015-2017」版まで関連因子に位置づけられていたハイリスク群，関連する状態にも，同じような内容や症状などが，あちらこちらにみられます．

　看護診断の定義をよく読まないまま「関連する状態に『貧血』と書いてあるし，患者さんの病名が貧血で，患者さん自身も脱力感があると言っているから，診断名は『倦怠感』にした」といった人がいます．そこで，その人に「『転倒転落リスク状態』にも貧血という関連する状態がありますよ」と言うと，「あらそうね，ではどちらなのかしら」と頭を抱えてしまいます．

　皆さんはこのようにして，患者さんの症状に脱力感があるみたいだから「倦怠感」ではないかと，看護診断名と患者さんの症状をフィーリングで結びつけようとしていませんか．このような使い方をしていると，あちらこちらの看護診断のなかに同一の関連因子や診断指標などが入っているので困ってしまうことになります．

　看護診断名を選ぶときは，情報収集・アセスメントしたことから関連因子と診断指標などを解釈することが大切です．アセスメントもせず診断指標などに書いてあるからと選んではいけません．

　さらに，看護診断名を選ぶときに，いちばん大切なのは定義です．定義をしっかり読み，解釈してから選択しなければ誤ってしまいます．そして，自分のアセスメントとその看護診断名の定義とを比較検討する必要があります．患者さんが言葉に出して「不安」と言っていたから「不安」という看護診断名を選ぶ，というように安易に決めてはなりません．患者さんの症状をよく理解したうえで，看護診断名を吟味すべきです．看護診断名の定義を十分読むように心がけましょう．

　では，どのような看護診断名が誤って使われてしまうのか検討してみましょう．具体的にどのようなときに使うかを，NANDA-I看護診断の定義を確認しながら説明します．ここでは，看護診断名の定義をどのように解釈してよいか迷うものを抽出し，それらの看護診断名と定義とを対比しながら説明します．

● 迷う看護診断名の判断

 飲水制限を守れず，心不全で何回も入退院を繰り返している患者さんで，入院中は指導事項を守れるが退院すると守れない場合，「非効果的健康自主管理」「知識不足」のどちらを看護診断名にするか．

┃ 非効果的健康自主管理

　NANDA-I看護診断の定義は「慢性疾患を抱えた生活に固有の，症状や治療計画の管理，身体・心理社会・スピリチュアル面への影響の管理，ライフスタイル変化の管理が不十分な状態」です．これは，何度か医師や看護師などの専門職の人により指導を受けているのに，ある部分は実施しているが，指導されたことのすべてを実施できない場合．または，ある部分のところが覚えられていないか，忘れてしまっていて実施できていない場合に用いられます．

　この患者さんの場合，入院中は指導されたことを守ってできていますが，退院すると病院で学んだことができていません．その原因として，本人の努力が不足しているのか，しっかり身についていなかったのか，または看護師の指導が悪かったのか不明ですが，現実として守ることができませんでした．ただし，再度的確な指導を行えばできると判断できますから，看護診断は「非効果的健康自主管理」が適当といえます．

┃ 知識不足

　NANDA-I看護診断の定義は「特定のテーマに関する認知情報がない，あるいは獲得していない状態」です．患者さんにとって病気はすべて初めての体験と思います．検査や処置など，まったく初めてで，医療者は最初からすべての指導や説明をしなくてはいけないことが多いです．患者さんは本を読むか，友人から聞いて自己学習はしていても，入院して初めてという場面での基本知識は，専門職である看護師が指導します．このような場合の患者さんは，すべて「知識不足」です．

答：非効果的健康自主管理

2 自発呼吸がなかなか出ず，人工呼吸器をはずせない，刺激しないと無呼吸になり人工呼吸器に同調してしまう患者さんの場合，「自発換気障害」「人工換気離脱困難反応」のどちらを看護診断名にするか．

自発換気障害

NANDA-I看護診断の定義は「生命維持に必要な自力呼吸の開始や維持ができない状態」です．呼吸筋の疲労があり，呼吸を維持できない状態に用いられます．

人工換気離脱困難反応

NANDA-I看護診断の定義は「レベルを下げた人工呼吸器の換気補助に適応できず，ウィーニングが中断し長期化している状態」です．人工呼吸器（ベンチレーター）をはずすために，看護師が動機づけを与えても，努力していなかったりして，はずせないでいます．この患者さんの場合も，離脱することに不安があったり，自分に自信がなかったりしていて，緊張してしまっている状態なので，看護診断は「人工換気離脱困難反応」になります．

答：人工換気離脱困難反応

3 乳がんの手術後，上肢の運動を自ら行うように指示が出ているにもかかわらず，痛みを理由に，あまり上肢の運動をしたがらない患者さんの場合，「活動耐性低下」「不使用性シンドロームリスク状態」のどちらを看護診断名にするか．

活動耐性低下

NANDA-I看護診断の定義は「必要な，あるいは希望する日常活動を完了するには，持久力が不十分な状態」です．なんらかの原因で全身状態が衰弱して，自ら動こうとしたり，日常生活行動を実践しようとしない状態に用いられます．

不使用性シンドロームリスク状態

NANDA-I看護診断の定義は「指示された，またはやむをえない筋骨格系の不活動状態のために，体組織の崩壊が起こりやすく，健康を損なうおそれのある状態」です．障害されている部位を動かさないでいるために，悪化してしまう危険が予測されている状態です．上肢の運動の指示が出ているにもかかわらず，痛みを理由に上肢の運動をしたがらないため，使わない上肢が動きにくくなる危険がある状態で，看護診断は「不使用性シンドロームリスク状態」になります．

答：不使用性シンドロームリスク状態

4 胸郭切除術後で肺は完全に再拡張していたにもかかわらず，浅い呼吸で呼吸音の減少もあったが，患者さんは傷が痛いため，効果的に痰を出せず，気管吸引で濃度の高い粘液が引かれている場合，「非効果的気道浄化」「非効果的呼吸パターン」のどちらを診断名にするか．

▎非効果的気道浄化

　　NANDA-I看護診断の定義は「きれいな気道を維持するために，分泌物または閉塞物を気道から取り除く力が低下した状態」です．分泌物や異物を気道から取り除けない状態です．この患者さんの場合，肺は完全に拡張しているにもかかわらず，呼吸が上手にできず，気道の分泌物を自力では出せない状態にありますので，「非効果的気道浄化」になります．

▎非効果的呼吸パターン

　　NANDA-I看護診断の定義は「吸気と呼気の両方またはいずれか一方で，十分に換気できない状態」です．肥満や痛み，骨の異常があるために，吸気や呼気が障害されて呼吸が十分できない状態のときに用いられます．

答：非効果的気道浄化

5 前立腺肥大の患者さんが夜中にトイレに行ったところ，目が覚めて眠れなくなったとの訴えがあった．この状態が2，3日続いていて「熟睡感がない」と訴えている患者さんの場合，「不眠」「睡眠剥奪」のどちらを看護診断名にするか．

▎不眠

　　NANDA-I看護診断の定義は「睡眠を開始または継続できず，機能が低下する状態」です．途中で目が覚めて眠れなくなったため，自分のふだんの睡眠量に比較して，少なくなった状態です．この患者さんの場合，夜中にトイレに行き，その後は寝つけず，その結果，熟睡感がなくなっているので，看護診断は「不眠」になります．

▎睡眠剥奪

　　NANDA-I看護診断の定義は「休息をもたらす，持続力・自然的・周期的・相対的な意識の休止が，長期間ない状態」です．ベッドに入っても，うとうとする程度で眠れず，いつのまにか明け方になっているような状態で，熟睡感がまったくない状態のときに用いられます．

答：不眠

健康診断で「肺に影がみられるので，精密検査をしましょう」と言われて入院してきた患者さんで，「これからどんな検査をするのか，痛いのか，不安でしかたないです」と訴えている場合，「不安」「恐怖」のどちらを看護診断名にするか．

不安

NANDA-I看護診断の定義は「漠然とした差し迫った危険・大惨事・不運を予期するような，広範な脅威に対する情動反応，不安」です．漠然として何が原因かは不明だが，なんとなくいらいらしたり，落ち着きがない場合です．この患者さんのように，肺の精密検査を行うという，はっきりした入院目的があるときには「不安」は適当ではありません．

恐怖

NANDA-I看護診断の定義は「差し迫る脅威の発見によって喚起され，即時の警告反応を伴う，基本的で激しい情動反応（出典：アメリカ心理学会）」です．これは，入院してどんな処置をされるかわからないためにストレスフルになっている状態のときに用います．この患者さんの場合，肺の検査を行うことは知っていますが，その検査が痛いのか，また，肺にある影とは「肺がん」なのかもしれないというおそれなどがあり，どんなふうになるのかわからないことにストレスを感じており，原因がはっきり特定されているため，看護診断は「恐怖」になります．

答：恐怖

 体重が70kgで，汗をかきやすく，ベッド上安静を強いられて，仙骨部が発赤した患者さんの場合，「組織統合性障害」「皮膚統合性障害」のどちらを診断名にするか．

組織統合性障害

NANDA-I看護診断の定義は「粘膜，角膜，外皮系，筋膜，筋肉，腱，骨，軟骨，関節包，靭帯に損傷がある状態」です．皮膚のある部分が，何かの刺激で粘膜などの組織に損傷を起こしてしまった場合に用いられます．

皮膚統合性障害

NANDA-I看護診断の定義は「表皮と真皮の両方またはどちらか一方が変化した状態」です．皮膚の表面がなんらかの刺激で赤くなったりしているが，皮膚の炎症が深部まで及んでいない場合に用いられます．この患者さんの場合，仙骨部が発赤しているだけで，まだ深部に及んではいないため，看護診断は「皮膚統合性障害」になります．

答：皮膚統合性障害

8 認知症があり，見当識障害がみられ，物忘れしがちなため説明してもすぐ忘れてしまい，点滴ルート類のトラブルが多い患者さんの場合，「急性混乱」「非効果的衝動コントロール」のどちらを看護診断名にするか.

┃急性混乱

　NANDA-I看護診断の定義は「短期間に発症し，持続が3か月未満の意識・注意・認知・知覚の可逆性障害」です．なんらかの原因で状況の認識ができず混乱しているときに用いられます.

┃非効果的衝動コントロール

　NANDA-I看護診断の定義は「自分や他者に悪影響をもたらす可能性を考慮せずに，内的あるいは外的刺激に対して，拙速で無計画な反応を示すパターン」です．見当識障害があり，現状が認識できない状態です．この患者さんの場合，認知症や見当識障害があり，説明してもすぐ忘れ，点滴しているのも忘れる状態だと解釈すると，自分や他人によくない結果を招くことを考えず，行動をしてしまうため，看護診断は「非効果的衝動コントロール」になります.

答：非効果的衝動コントロール

文　献

1) T. Heather Herdman，Shigemi Kamitsuru 編（上鶴重美訳）：NANDA-I 看護診断－定義と分類 2021-2023．原書第 12 版，医学書院，2021.

付録

NANDA-I看護診断の領域に沿った看護記録用紙の実際例

入院時看護データベース1

プライマリーナース（　　　　　　）

病棟　　　　　科　　　情報提供者（　　　　　）　　記載者（　　　　　）

ふりがな 氏名　　　　　　　男・女 生年 月日 M.T.S.H.R.　年　月　日　歳	入院日：　　　年　月　日	独歩 車椅子 ストレッチャー
	時　　分	

現住所： TEL:	連絡先　①氏名＿＿＿＿＿＿＿＿　続柄＿＿＿＿＿ 　　　　　　TEL ＿＿＿＿＿＿＿＿＿＿ 　　　　②氏名＿＿＿＿＿＿＿＿　続柄＿＿＿＿＿ 　　　　　　TEL ＿＿＿＿＿＿＿＿＿＿

診断名：	アセスメント
Ⅰ ヘルスプロモーション	入院までの経過：＿＿＿＿＿＿＿＿＿＿＿＿＿＿＿＿＿＿＿＿ ＿＿＿＿＿＿＿＿＿＿＿＿＿＿＿＿＿＿＿＿＿＿＿＿＿＿＿＿ ＿＿＿＿＿＿＿＿＿＿＿＿＿＿＿＿＿＿＿＿＿＿＿＿＿＿＿＿ ＿＿＿＿＿＿＿＿＿＿＿＿＿＿＿＿＿＿＿＿＿＿＿＿＿＿＿＿ ＿＿＿＿＿＿＿＿＿＿＿＿＿＿＿＿＿＿＿＿＿＿＿＿＿＿＿＿ ＿＿＿＿＿＿＿＿＿＿＿＿＿＿＿＿＿＿＿＿＿＿＿＿＿＿＿＿ ＿＿＿＿＿＿＿＿＿＿＿＿＿＿＿＿＿＿＿＿＿＿＿＿＿＿＿＿ ＿＿＿＿＿＿＿＿＿＿＿＿＿＿＿＿＿＿＿＿＿＿＿＿＿＿＿＿ ＿＿＿＿＿＿＿＿＿＿＿＿＿＿＿＿＿＿＿＿＿＿＿＿＿＿＿＿ ＿＿＿＿＿＿＿＿＿＿＿＿＿＿＿＿＿＿＿＿＿＿＿＿＿＿＿＿ ＿＿＿＿＿＿＿＿＿＿＿＿＿＿＿＿＿＿＿＿＿＿＿＿＿＿＿＿ 主訴： 入院目的： 現在の病気について医師からの説明とそのとらえ方 医師： ＿＿＿＿＿＿＿＿＿＿＿＿＿＿＿＿＿＿＿＿＿＿＿＿＿＿＿＿ 本人： ＿＿＿＿＿＿＿＿＿＿＿＿＿＿＿＿＿＿＿＿＿＿＿＿＿＿＿＿ 家族(続柄)：	

入院時看護データベース 2

Ⅰ ヘルスプロモーション	既往歴：	
	入院までの使用薬剤：有・無	
	健康管理の方法：有・無	
	嗜好品：有・無　酒（　　杯／日）タバコ（　　本／日）その他（　　　　） その他の関連情報	
Ⅱ 栄　養	食事摂取状況 ・日常の食事形態：主食　ご飯，全粥，五分粥，三分粥，おもゆ 　　　　　　　　　副食　常菜，キザミ，ミジン，ミキサー 　　　　　　　　　その他＿＿＿＿＿＿＿＿＿＿＿＿ ・偏食：有・無＿＿＿＿＿＿＿＿＿＿＿＿＿＿＿＿＿＿ ・食欲：有・無＿＿＿＿＿＿＿＿＿＿＿＿＿＿＿＿＿＿ ・摂取方法：経口，経管，その他＿＿＿＿＿＿＿＿＿＿＿ 　水分摂取状況：＿＿＿＿＿＿＿＿＿＿＿＿＿＿＿＿＿＿ ＿＿＿＿＿＿＿＿＿＿＿＿＿＿＿＿＿＿＿＿＿＿＿＿＿＿ 体重　減少：有・無　いつから＿＿＿＿＿＿どのくらい＿＿＿＿ 　　　　増加：有・無　いつから＿＿＿＿＿＿どのくらい＿＿＿＿ 入院時身長：＿＿＿＿＿＿　入院時体重：＿＿＿＿＿＿　BMI：＿＿＿＿ 血液データ(一般血液検査，肝機能検査，血糖検査など) その他の関連情報	

入院時看護データベース３

<table>
<tr>
<td rowspan="2">Ⅲ
排
泄
と
交
換</td>
<td>
排便パターン：　　　回／＿＿日　　性状＿＿＿＿＿＿＿＿最終排便　／

・失禁，便秘，下痢，その他

・便通のために使用するもの：浣腸，下剤，坐薬，下痢止め(薬品名　　　)

排尿パターン：　　　回／＿＿日　　夜間　　　回
・失禁，切迫尿，残尿感，排尿時痛，その他＿＿＿＿＿＿＿

腹部の状態：腹部膨満，腹部緊満，腸蠕動，その他＿＿＿＿＿

腹囲＿＿＿cm

浮腫　　　部位＿＿＿＿＿＿＿＿　圧痕＿＿＿秒

発汗，寝汗，その他＿＿＿＿＿＿＿＿＿＿＿＿＿＿＿＿＿＿＿＿＿＿＿

血液ガスデータ・pH

その他の関連情報
</td>
<td></td>
</tr>
<tr>
<td rowspan="1">Ⅳ
活
動
／
休
息</td>
<td>
ADL の状態／介助方法

・食事　1 自分で摂取できる　2 補助具があれば摂取できる
　　　　3 セッティングすれば摂取できる　4 自力では摂取できない
　　　　5 その他
　　　　介助方法＿＿＿＿＿＿＿＿＿＿＿＿＿＿＿＿＿＿＿＿＿

・入浴　1 自力で入浴ができる　2 自力でシャワー浴ができる
　　　　3 自力では入浴行動ができない　4 その他
　　　　介助方法＿＿＿＿＿＿＿＿＿＿＿＿＿＿＿＿＿＿＿＿＿

・衣類着脱　1 自力ですべてできる　2 上着の着脱はできる
　　　　　　3 ズボンの着脱はできる　4 ボタン・ホック以外は着脱できる
　　　　　　5 自力では着脱行動ができない　6 その他
　　　　　　介助方法＿＿＿＿＿＿＿＿＿＿＿＿＿＿＿＿＿＿＿

・身繕い　1 すべて自力でできる　2 洗面ができる　3 髪をとかすことができる
　　　　　4 自力では身繕いができない　5 その他
　　　　　介助方法＿＿＿＿＿＿＿＿＿＿＿＿＿＿＿＿＿＿＿＿

・排泄　1 トイレに行き自力でできる
　　　　2 ポータブルトイレで自力でできる
　　　　3 床上で便・尿器を使い自力でできる
　　　　4 自力では排泄行動ができない　e その他
　　　　介助方法＿＿＿＿＿＿＿＿＿＿＿＿＿＿＿＿＿＿＿＿＿
</td>
<td></td>
</tr>
</table>

入院時看護データベース４

	移動動作の状態／介助方法（必要時記入する）

移動動作の状態／介助方法（必要時記入する）

・ベッド上の動作　1　自力で自由に動ける　　　2　起き上がりができる
　　　　　　　　　3　つかまれば起き上がれる　4　寝返りができる
　　　　　　　　　5　つかまれば寝返りができる　6　自力では全く動けない
　　　　　　　　　7　その他
　　　　　　　　　介助方法＿＿＿＿＿＿＿＿＿＿＿＿＿＿＿＿＿

・移乗動作　　　　1　自力で自由に動ける　　　2　器具を使ってできる
　　　　　　　　　3　監視が必要　　　　　　　4　他者の援助が一部必要
　　　　　　　　　5　全面的に依存　　　　　　6　自力では全く動こうとしない
　　　　　　　　　7　その他
　　　　　　　　　介助方法＿＿＿＿＿＿＿＿＿＿＿＿＿＿＿＿＿

・車椅子への移動　1　自力で移動ができる　　　2　自力では移動ができない
　　　　　　　　　3　その他
　　　　　　　　　介助方法＿＿＿＿＿＿＿＿＿＿＿＿＿＿＿＿＿

・歩行　1　歩ける　　　2　杖・歩行器歩行ができる　　　3　つかまり歩行ができる
　　　　4　歩けない　　5　自力では全く動こうとしない　6　その他
　　　　介助方法＿＿＿＿＿＿＿＿＿＿＿＿＿＿＿＿＿

Ⅳ　活動／休息

主な行動
・仕事，学校，家事，その他＿＿＿＿＿＿＿＿＿＿＿＿＿＿＿
・疲労感　有・無＿＿＿＿＿＿＿＿＿＿＿＿＿＿＿
呼吸器系の障害　有・無＿＿＿＿＿＿＿＿＿＿＿＿＿＿＿
　　　　BP：＿＿＿＿＿＿　R：＿＿＿＿＿　P：＿＿＿＿＿
　　　　肺の副雑音　右＿＿＿＿＿＿　左＿＿＿＿＿
　　　　X線

循環器系の障害　有・無＿＿＿＿＿＿＿＿＿＿＿＿＿＿＿
　　　　ECG

睡眠時間：＿＿＿＿＿＿　時間／日
・就寝時間＿＿＿＿＿＿　時ごろ
・起床時間＿＿＿＿＿＿　時ごろ
昼寝の習慣：有・無　＿＿＿＿＿　時間＿＿＿＿＿＿＿＿時頃

睡眠は十分とれていますか：はい・いいえ
・いいえの理由＿＿＿＿＿＿＿＿＿＿＿＿＿＿＿

眠れないときの対処方法：酒，読書，眠剤（品名＿＿＿＿＿），その他

眠っているときの様子：いびき，寝言，歯ぎしり，その他
その他の関連情報

入院時看護データベース5

Ⅴ 知 覚 ／ 認 知	意識レベル：清明－0　Ⅰ－1, 2, 3　Ⅱ－10, 20, 30　Ⅲ－100, 200, 300 （JCS）　　　瞳孔の大きさ－右　　左　　　　対光反射－右　　左 見当識障害：時間＿＿＿＿＿＿＿＿＿＿ 　　　　　　場所＿＿＿＿＿＿＿＿＿＿ 　　　　　　人＿＿＿＿＿＿＿＿＿＿ 感覚器 ・目（見え方）　　右＿＿＿＿＿＿　左＿＿＿＿＿＿＿＿ ・耳（聞こえ方）　右＿＿＿＿＿＿　左＿＿＿＿＿＿＿＿ ・鼻（におい）＿＿＿＿＿＿＿＿＿＿＿＿＿＿＿ ・口（味）＿＿＿＿＿＿＿＿＿＿＿＿＿＿＿ めまい　有・無＿＿＿＿＿＿＿＿＿＿＿＿＿＿＿＿ ふらつき　有・無＿＿＿＿＿＿＿＿＿＿＿＿＿＿＿ 運動障害 　・麻痺　上肢＿＿＿＿＿＿＿＿　下肢＿＿＿＿＿＿＿ 　・変形　上肢＿＿＿＿＿＿＿＿　下肢＿＿＿＿＿＿＿ MMT（部位）＿＿＿＿＿＿＿＿＿＿＿＿＿＿＿＿ その他の関連情報	
Ⅵ 自 己 知 覚	自分のことをどう思っていますか＿＿＿＿＿＿＿＿＿＿＿＿＿ いま, 悩みや不安, 恐怖, 抑うつ, 絶望を感じていますか＿＿＿＿ 悩みや不安に対し, 手助けできることはありますか＿＿＿＿＿ 身体の外観の悩みはありますか＿＿＿＿＿＿＿＿＿＿＿＿ その他の関連情報	

入院時看護データベース 6

Ⅶ 役 割 関 係	独り住まいですか(必要であれば家族構成).............................. 核家族ですか(大家族か).............................. 家族とはコミュニケーションをとっていますか.............................. 職場(学校)では物事がうまく運んでいますか.............................. 家族があなたに依存していることがありますか.............................. 家族の介護疲れがありますか.............................. 母親として役割が果たせていますか.............................. 　　　育児の悩み.............................. 　　　母乳栄養の悩み.............................. 職業：本人..............................　　家庭内での役割.............................. 　　　配偶者..............................　　家庭内での役割.............................. 社会的グループに所属していることがありますか.............................. その他の関連情報		
Ⅷ セクシュアリティ	女性：.............................. .... 男性：.............................. .... その他の関連情報		
Ⅸ コーピング／ストレス耐性	最近(1 ～ 2 年のあいだ)に生活上に大きな変化がありましたか.............................. 最近家庭環境の変化がありましたか.............................. 通常のストレスに対する対処方法.............................. 相談できる人は誰ですか.............................. その他の関連情報		
Ⅹ 生 活 原 理	人生で望んでいたことを得られていますか, 将来の計画は？.............................. 意思決定で迷うことがありますか.............................. あなたにとって宗教は重要ですか.............................. その他の関連情報		

入院時看護データベース7

XI 安全 ／ 防御	特異体質：有・無 　　　　　　ラテックスアレルギー 　　　　　　アトピー 感染症：有・無　　MRSA（＋，－，未検）検査日　　／　　部位 　　　　　　　　　HB（＋，－，未検）　　　HCV（＋，－，未検） 　　　　　　　　　ワ氏（＋，－，未検） 嚥下状態： 口腔状態： 義歯：有・無（上，下，部分） 皮膚の状態：部位 　　　　　　状態 通常の体温：　　　　　　　　　　入院時の体温： 身体バランス その他の関連情報
XII 安楽	疼痛　有・無（部位） 　　　　何時ごろから 　　　　どのような痛み 　　　　フェイススケール 知覚障害（しびれなど） 悪心：　　　　　　　　何時ごろから　　　　　　　　回/日
XIII 成長 ／ 発達	一般の年齢と比較しての発育 進行性の機能低下 多臓器疾患を抱えている その他の関連情報

問　題　リ　ス　ト

年 月 日	＃	看 護 診 断 名	解決年月日

看　護　計　画

年月日	#	期待される結果	P	評価日	サイン

経　過　記　録

月日 時間	＃	Ｓ　Ｏ　Ａ　Ｐ	サイン

看護計画／経過記録

フローシート A

項目／年月日									
サイン									

項目／年月日									
サイン									

フローシート B

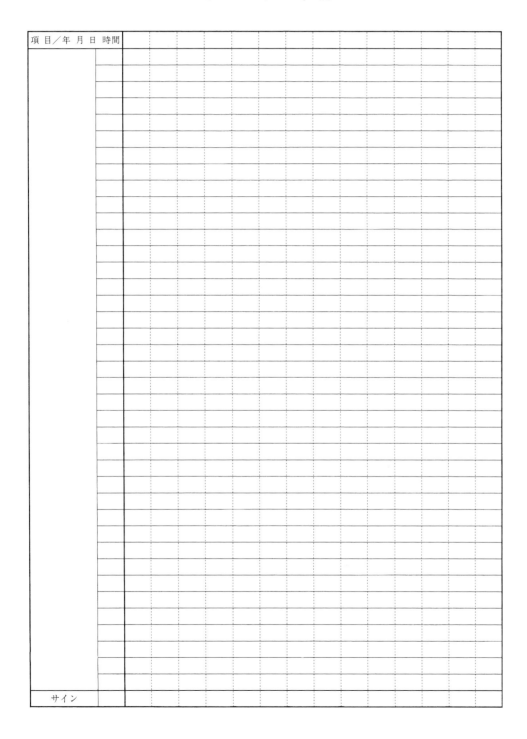

看護サマリー（退院・転科・中間）

ID	入院　　年　　月　　日
	（　　）科より転入・転科
氏名	退院　　年　　月　　日
生年月日	

病名	主治医
	プライマリーナース

入院経過の概略

問題リスト ＃ ＃ ＃ ＃	（推移）

残されている問題	継続を要するケア

特記事項

電子カルテのフローシート（発熱の例）

| 検索 | フローシート | 看護計画 | 部門記録欄 | 予定表 | 患者情報 |

患者番号	○山　○子	女性
00000010		19XX年　4月14日生　　XX歳

□ 経過一覧表（編集）

| 印刷 | オプション | 基準日　《｜＜｜平成○年○月○日　▼｜＞｜》 | タイプ　一般　▼ |

入院期間指定

日付	○月○日

病日／術後日数

T	F	BP	R	
◆	●	×	■	
42	180	200	80	
41	160	180	70	
40	140	160	60	
39	120	140	50	
38	100	120	40	
37	80	100	30	
36	60	80	20	
35	40	60	10	
34	20	40	0	

	観察項目	○月○日
感染の有無	CRP（mg/dL）	8.12
	赤血球沈降速度（mm/時）	20
	白血球数（×10³/μL）	3.5
熱型	熱型	A
随伴症状	発疹	－
	関節痛	0
	関節痛の部位	なし
	リンパ節腫脹	＋
	リンパ節腫脹の部位	4
	頭痛	0
	頭痛の部位	なし
	ケルニッヒ症状	－
	呼吸困難	＋
	食事摂取量	＋5/5
	嘔吐	－
	便の硬さ	D
	排尿回数（回/日）	4
	血尿の程度	－
ケア	冷罨法	＋
	全身清拭	＋
	水分摂取量（mL/日）	1,000

Num　000000000

INDEX

数 字 ・ 和 文

NEW実践！ 看護診断を導く 情報収集・アセスメント 第7版

2004年 2月10日	初　版	第1刷発行	
2007年 5月10日	初　版	第5刷発行	
2008年 7月31日	改訂版	第1刷発行	
2010年10月 5日	改訂版	第3刷発行	
2011年 6月30日	改訂2版	第1刷発行	
2013年 4月 5日	第4版	第1刷発行	
2015年 1月15日	第4版	第4刷発行	
2016年 1月 5日	第5版	第1刷発行	
2019年 1月25日	第5版	第4刷発行	
2019年 9月 5日	第6版	第1刷発行	
2022年 1月14日	第6版	第3刷発行	
2022年 9月30日	第7版	第1刷発行	

著　者	古橋　洋子
発行人	小袋　朋子
編集人	増田　和也
発行所	株式会社 学研メディカル秀潤社 〒141-8414　東京都品川区西五反田2-11-8
発売元	株式会社 学研プラス 〒141-8415　東京都品川区西五反田2-11-8
DTP	株式会社明昌堂
印刷製本	株式会社リーブルテック

この本に関する各種お問い合わせ先
【電話の場合】
● 編集内容については Tel 03-6431-1237（編集部）
● 在庫については Tel 03-6431-1234（営業部）
● 不良品（落丁, 乱丁）については Tel 0570-000577
　 学研業務センター
　 〒354-0045　埼玉県入間郡三芳町上富279-1
● 上記以外のお問い合わせは Tel 03-6431-1002（学研お客様センター）
【文書の場合】
● 〒141-8418　東京都品川区西五反田2-11-8
　 学研お客様センター
　 『NEW実践！ 看護診断を導く 情報収集・アセスメント第7
　 版』係

©Y. Furuhashi 2022.　Printed in Japan
● ショメイ：ニュウジッセンカンゴシンダンヲミチビクジョウホウシュウシュウ・ア
　 セスメントダイナナハン

本書に記載されている内容は, 出版時の最新情報に基づくとともに, 臨床例をもとに正確
かつ普遍化すべく, 著者, 編者, 監修者, 編集委員ならびに出版社それぞれが最善の努力を
しております. しかし, 本書の記載内容によりトラブルや損害, 不測の事故等が生じた場合,
著者, 編者, 監修者, 編集委員ならびに出版社は, その責を負いかねます.
　また, 本書に記載されている医薬品や機器等の使用にあたっては, 常に最新の各々の添付
文書や取り扱い説明書を参照のうえ, 適応や使用方法等をご確認ください.

株式会社 学研メディカル秀潤社